Insulintherapie – Moderne Konzepte für die Praxis

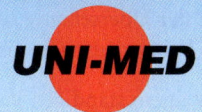

UNI-MED Verlag AG
Bremen - London - Boston

Priv.-Doz. Dr. K.-P. Ratzmann
Diabetologische Schwerpunktpraxis
Hessenwinkler Straße 1
15537 Erkner bei Berlin

Ratzmann, Klaus Peter:
Insulintherapie – Moderne Konzepte für die Praxis/Klaus-Peter Ratzmann.-
1. Auflage - Bremen: UNI-MED, 2010

© 2010   by UNI-MED Verlag AG, D-28323 Bremen,
           International Medical Publishers (London, Boston)
           Internet: www.uni-med.de, e-mail: info@uni-med.de

Printed in Europe

UNI-MED. Die beste Medizin.

In der Reihe UNI-MED SCIENCE werden aktuelle Forschungsergebnisse zur Diagnostik und Therapie wichtiger Erkrankungen "state of the art" dargestellt. Die Publikationen zeichnen sich durch höchste wissenschaftliche Kompetenz und anspruchsvolle Präsentation aus. Die Autoren sind Meinungsbildner auf ihren Fachgebieten.

Vorwort und Danksagung

Zu den Sternstunden der Medizin zählt die Entdeckung des Insulins durch Banting und Best im Jahre 1921. Nach Selbstversuchen mit Insulinextrakt aus Rinderpankreas wagten die beiden kanadischen Forscher am 11. Januar 1922 die erste Anwendung des Insulins am Menschen. In den folgenden Jahrzehnten wurden die Prozesse der Insulinproduktion immer weiter optimiert, im Jahre 1982 wurde Humaninsulin weltweit in die Diabetestherapie eingeführt und durch die Entwicklung von kurz-und langwirkenden Insulinanaloga gelang eine immer bessere Anpassung der Insulinsubstitution an physiologische Verhältnisse.

Der Erfolg einer Insulintherapie ist aber nicht (nur) vom Insulinpräparat, sondern in erster Linie von einer aktiven Mitarbeit des Patienten abhängig, d. h., er muss ausreichende Kenntnisse und Fertigkeiten im Umgang mit seiner Insulintherapie besitzen. Der Bostoner Diabetologe E. P. Joslin, postulierte bereits 1924 eine *"Unterrichtung der Patienten"* als entscheidende Grundlage einer erfolgreichen Diabetestherapie. Inzwischen ist die strukturierte Patientenschulung zum unverzichtbaren Bestandteil der Diabetestherapie geworden. Seit Anfang der 1980er Jahre wurde in Deutschland bundesweit die Blutzuckerselbstkontrolle als integraler Bestandteil strukturierter Schulungsprogramme eingeführt

In Deutschland werden gegenwärtig ca. 2 Mio. Diabetiker mit Insulin behandelt. Die Entscheidung über die Notwendigkeit einer Insulintherapie bei Patienten mit Typ-2-Diabetes wird in ca. 85 % aller Fälle im hausärztlichen Betreuungsbereich gefällt. Das erfordert Wissen und praktische Kenntnisse auf dem Gebiet der Insulinbehandlung. Die Notwendigkeit einer Insulintherapie wird von vielen Patienten als erneute Krise ihrer chronischen Erkrankung erlebt und impliziert die Vorstellung eines "schweren Diabetes" mit Folgeschäden. Wir werden somit im therapeutischen Alltag neben der Insulinresistenz des Organismus auch mit einer *psychologischen Insulinresistenz* konfrontiert. Vielfach wird vom Arzt die Entscheidung für ein bestimmtes Insulinregime nach dem "klassischen" Modell **"für"** und nicht zusammen **"mit"** dem Patienten – im Sinne von *"Empowerment"* – getroffen. Gegenüber dem "traditionellen" Therapieansatz trifft der der Patient auf der Grundlage von vermittelten Kenntnissen und Fähigkeiten eigene qualifizierte Entscheidungen über seine Therapie und seinen Lebensstil. In diesem Sinne gelingt eine immer bessere Annäherung an den Gedanken des deutschen Diabetologen Gerhardt Katsch von der "bedingten Gesundheit" unserer diabetischen Patienten.

Berlin, im Dezember 2010   *Klaus Peter Ratzmann*

Inhaltsverzeichnis

1. Geschichte der Insulintherapie

Bis in die 20er Jahre des vergangenen Jahrhunderts war der Typ-1-Diabetes mellitus eine schicksalhafte Erkrankung, die mit an Sicherheit grenzender Wahrscheinlichkeit zu Siechtum und frühem Tod im Coma diabeticum führte. Zu den Sternstunden der Medizin zählt deshalb die Entdeckung des Insulins durch Banting und Best im Jahre 1921. Die beiden kanadischen Forscher erkannten durch experimentelle Untersuchungen an zuckerkranken Hunden, dass ein Extrakt aus der Bauchspeicheldrüse eine blutzuckersenkende Wirkung entfaltet [4]. Dieser Extrakt – wegen seiner Herkunft von den Langerhans'schen Inseln als **"Isletin"** bezeichnet – wurde bei pankreatektomierten Hunden eingesetzt. Nach Selbstversuchen mit Insulinextrakt aus Rinderpankreas wagten Banting und Best am 11. Januar 1922 die erste Anwendung des Insulins am Menschen. Der 13jährige Leonhard Thompsen, der bereits zweieinhalb Jahren an einem Diabetes litt, wurde mit "Iletin"-Injektionen von durchschnittlich zwei mal vier Milliliter (!) behandelt: Neben der Blutzuckersenkung verschwanden Glukosurie und Ketonurie, das Befinden besserte sich und eine Gewichtszunahme stellte sich ein. Durch Reinigung und Konzentration wurde die Qualität des Pankreasextraktes durch den Biochemiker J. B. Collip weiter verbessert und "Collips Serum" genannt [9]. Leonhard Thompsen führte mit Unterbrechungen ein relativ normales Leben, besuchte die Schule und konnte gelegentlich auch Sport treiben. Die Therapie erfolgte mit ca. 95 Einheiten Insulin in vier Injektionen pro Tag.

Bereits im Jahre 1922 wurde die erste Definition einer **Insulineinheit** festgelegt. Eine Einheit (I.E.) wurde definiert als *"the number of cubic centimeters which lowers the percentage of blood sugar in normal rabbits to 0,045% (45 mg/100 ml) in from 2 to 4 hours"* [4, 9]. Als "Toronto-Einheit" wurde dann die Menge eines Pankreasextraktes bezeichnet, die den Blutzuckerspiegel eines 2 kg schweren Kaninchens nach subkutaner Injektion bis zur Krampfschwelle von 45 mg/dl senkt. Der erste "Internationale Standard" wurde im Jahre 1925 definiert: *"as 8 units of insulin/mg of dry standard, or 1 unit = 0,125 mg"* [173]. In den nachfolgenden Jahrzehnten verbesserten sich Qualität und Wirksamkeit von Insulin durch Reinigungsprozesse und Um-

kristallisation, so dass 1958 von der WHO ein Verhältnis von 24 Insulineinheiten pro Milligramm kristallisierten Insulins vorgegeben wurde.

Eine Versorgung mit Insulin wurde erst möglich, als dem kleinen pharmazeutischen Unternehmen "Eli Lilly & Company" in Indianapolis/USA für einen symbolischen Dollar die Lizenz für die Insulinproduktion erteilt wurde. Auch Leonhard Thompsen wurde mit dem ersten kommerziell produzierten Insulin "Iletin" behandelt. Im Jahre 1923 wurde in Dänemark von Krogh, Hagedorn und Kongsted das "Nordisk Insulin-Laboratorium" als unabhängige Produktionsstätte für Insulin gegründet, nachdem ihnen die Universität Toronto die Erlaubnis zur Insulinproduktion in Skandinavien erteilte. Bereits wenige Jahre später konnten zahlreiche Kliniken in allen skandinavischen Ländern mit Insulin versorgt werden [31]. Die Insulinproduktion verdankt Dänemark dem Interesse der Ehefrau des Wissenschaftlers August Krogh an der Entdeckung von Banting und Best. Die promovierte Ärztin Marie Krogh, die selbst an einem Diabetes mellitus erkrankte, initiierte eine Reise nach Toronto und beeinflusste nachhaltig die Aktivitäten einer Insulinproduktion in Dänemark. August Krogh war es auch, der Banting für den Nobelpreis vorschlug, mit dem 1923 die epochale Entdeckung von Insulin und dessen therapeutische Anwendung gewürdigt wurde [31]. In Deutschland wurden im November 1923 von der Firma Beyer die ersten Präparate dem deutschen Insulinkomitee zur Begutachtung vorgelegt.

Während Elliot Proctor Joslin, einer der Pioniere der Insulintherapie, bereits 1924 die Notwendigkeit einer lebenslangen Behandlung erkannte, postulierte Carl von Norden bei leichteren Fällen eine *"zeitweilige Insulintherapie"*. Andere Diabetologen im deutschsprachigen Raum hielten es für wünschenswert, *"dass den Patienten an ein bis zwei Tagen jeder Woche keine Injektionen verabfolgt werden, teils zur Schonung der Haut, teils aus Insulinersparnis"* (Übersicht bei [173]).

Bei den ersten Insulinen handelte es sich um lösliche Präparate von Altinsulin, die eine Wirkstärke von lediglich 4 Einheiten pro Milliliter besaßen und erhebliche Mengen von Fremd-Substanzen enthielten. Die weitere Entwicklung und Produktion von Insulin war durch folgende Schritte charakterisiert:

- Herstellung von reineren und verträglicheren Insulinpräparaten

- Entwicklung von Verzögerungsprinzipien für Insulin

- Erleichterung der Insulin-Applikation (z.B. Insulin-Pens, Insulinpumpen u.a.)

- Verbesserung des therapeutischen Einsatzes von Insulin (Stoffwechsel-Selbstkontrolle, Patientenschulung und aktive Mitarbeit des Betroffenen)

In den dreißiger Jahren herrschte die gängige Lehrmeinung, dass mehrfache Insulininjektionen pro Tag nachteilig für den Patienten seien. Bereits 1936 kam es zur Entwicklung verschiedener Insuline mit verlängerter Wirkdauer. Mit dem Verzögerungsinsulin sollte es dem Patienten ermöglicht werden, weniger häufig, möglichst nur einmal am Tage, Insulin zu injizieren. Als erstes Depotinsulin wurde das Protamin-Zink-Insulin (PZI) auf den Markt gebracht. Von H. C. Hagedorn wurde im Nordisk-Insulin-Laboratorium das NPH-Insulin (Neutral-Protamin-Hagedorn) entwickelt [173], das bis heute seine Bedeutung nicht verloren hat. Eine weitere Verlängerung der Wirkung wurde durch die Lente-Insuline der Novo Industrie A/S Dänemark im Jahre 1956 möglich, in denen lediglich Zink (und nicht Protamin) für eine Resorptionsverzögerung und damit Wirkungsverlängerung verwendet wurde [56]. Diese Verzögerungsinsuline sind inzwischen nicht mehr verfügbar. Das Insulin Semilente MC zur Behandlung des Dawn-Phänomens besonders bei Kindern und Jugendlichen, gibt es seit Oktober 2007 weltweit nicht mehr.

Die sechziger Jahre waren charakterisiert durch immer bessere Reinigungsprozesse von Insulin durch die Hochdruck-Flüssigkeitschromatographie (HPLC). Schließlich führte der Weg über die erste chemische Semisynthese des Humaninsulins aus Schweineinsulin im Jahre 1976 durch Obermaier und Geier drei Jahre später zur gentechnologischen Vollsynthese von Humaninsulin, das durch gentechnologische Manipulation von Colibakterien oder Hefen produziert wird [122]. Bereits 1982 wurde Humaninsulin weltweit in die Diabetestherapie eingeführt

Die Unzulänglichkeiten der Insulintherapie (☞ Kap. 4.2. und 4.3.) veranlassten die forschenden Pharmaunternehmen zur Entwicklung von Insulinen, deren therapeutisches Spektrum sich besser der physiologischen Insulinsekretion und -wirkung annäherte. So gestatten die kurzwirksamen Insulinanaloga (**Lispro, Aspart** und **Glulisin**) eine bessere postprandiale Blutzuckerregulation (☞ Kap. 3.1.) während durch die langwirksamen Analoginsuline **Glargin** und **Detemir** eine bessere basale Insulinsubstitution möglich geworden ist (☞ Kap. 3.3.). Inhalierbares Insulin (Exubera®) hat sich weltweit nicht durchsetzen können und wurde kurz nach der Einführung in die Therapie wieder vom Markt genommen.

Die Entwicklung von Applikationshilfen, wie Insulinpens und Insulinfertigspritzen, stellten einen wesentlichen Behandlungskomfort für die Patienten dar und erhöhten die Therapiezufriedenheit. Der Erfolg einer Insulintherapie ist aber nicht (nur) vom Insulinpräparat, sondern in erster Linie von einer aktiven Mitarbeit des Patienten abhängig, d.h., er muss ausreichende Kenntnisse und Fertigkeiten im Umgang mit seiner Insulintherapie besitzen. Der Bostoner Diabetologe E. P. Joslin, postulierte bereits 1924 eine *"Unterrichtung der Patienten" als entscheidende Grundlage einer erfolgreichen Diabetestherapie"* (Übersicht bei [173]). Zur eigenverantwortlichen Harnzucker-Selbstkontrolle forderte auch der deutsche Kinderarzt K. Stolte 1930 an der Universitätsklinik Greifswald auf. Er postulierte eine Anpassung der Insulindosis (Normalinsulin) auf der Grundlage einer täglichen Harnzucker-Selbstkontrolle bei diabetischen Kindern [6]. Inzwischen zählt die Blutzuckerselbstkontrolle (BZSK), die Anfang 1980 in Deutschland bundesweit eingeführt wurde, neben der Entdeckung des Insulin zu den herausragenden Innovationen in der Diabetestherapie. Ebenso ist die strukturierte Patientenschulung zum unverzichtbaren Bestandteil der Diabetestherapie geworden [101].

2. Epidemiologie der Insulintherapie bei Diabetes mellitus

Der Diabetes mellitus ist eine Volkskrankheit mit einer dramatischen Zunahme der Prävalenz in den vergangenen Jahrzehnten [157, 164]. Die Zahl der betroffenen Patienten wächst jährlich am etwa 5 % [60]. Gegenwärtig wird die Häufigkeit behandelter Diabetiker auf ca. 7 Mio. geschätzt [58], das entspricht der Gesamtbevölkerung der Schweiz. Der Diabetes mellitus ist eine altersbezogene Krankheit mit einem Prävalenzgipfel oberhalb des 60. Lebensjahres (☞ Abb. 2.1). Im Alter zwischen 60 und 70 Jahren leiden ca. 20 bis 30 % der Bevölkerung dieser Altersgruppen an der Erkrankung. Infolge des hohen Anteils von Diabetikern im fortgeschrittenen Alter nimmt auch die absolute Zahl von Patienten mit einer Insulinbehandlung zu (☞ Abb. 11.1). Das unterstreicht die Forderung nach einfachen und praktikablen Modellen der Insulintherapie für diesen Personenkreis. Nach epidemiologischen Daten werden ca. 2 % aller Deutschen und mehr als 5 % aller Menschen über 70 Jahre mit Insulin behandelt [60]. Der Anteil insulinpflichtiger Diabetiker in Deutschland beträgt mehr als 2 Mio. Menschen [59]. Zwei Drittel aller insulinbehandelten Diabetiker sind 65 Jahre und älter [165], was von enormer praktischer Bedeutung für die ambulante Versorgung ist. Jeder 4. Bewohner von Pflegeheimen ist Diabetiker, wobei der Anteil von Insulinbehandlungen bis zu 70 % betragen kann [59, 166]. Im europäischen Vergleich ist der Anteil insulinbehandelter Diabetiker höher als anderswo. Da die Indikation zur Insulintherapie nach den neuen Therapieleitlinien früher als bisher gestellt wird [120], erhalten einfache Modelle der Insulintherapie und ihre Implementierung in ambulante Organisationsstrukturen eine besondere Bedeutung.

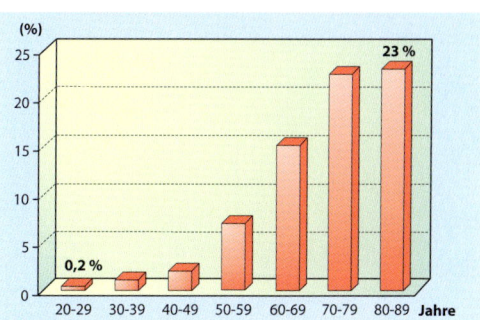

Abb. 2.1: Die Berlin-Studie: Diabetesprävalenz nach Altersgruppen [157].

3. Insulinpräparate

Eine adäquate Insulinsubstitution muss das Ausmaß des Insulindefizits, d.h., den physiologischen Insulinbedarf, und die pharmakokinetischen und -dynamischen Eigenschaften der therapeutisch eingesetzten Insulinpräparate berücksichtigen. In Deutschland werden nur noch gentechnologisch hergestellte Humaninsuline und Insulinanaloga mit unterschiedlicher Galenik verwendet.

Grundsätzlich wird zwischen kurzwirksamem Insulin (Normalinsulin, schnell wirkende Insulinanaloga), Intermediärinsulin (NPH-Insulin) und Basalinsulin (langwirkende Insulinanaloga) unterschieden (☞ Tab. 3.1).

Die Lagerung von Insulin erfolgt bei Kühlschranktemperatur von 2 bis 10°C. Die Lagerdauer beträgt ca. zwei Jahre. Eingefrorenes Insulin ist grundsätzlich nicht mehr verwendungsfähig. Im Gebrauch befindliches Insulin kann bei Raumtemperatur mindestens drei bis vier Wochen aufbewahrt werden.

3.1. Kurzwirksame Insuline

▶ Normalinsulin (Alt-, Regulär-Insulin)

Die Normalinsuline sind unverzögert wirkende Humaninsuline und liegen als **klare** Lösung vor. Die Wirkung beginnt nach 30 min, das Maximum liegt bei 2 Stunden und die Wirkdauer (Dosisabhängigkeit) beträgt bei einer mittleren Dosis bis 20 I.E. ca. 4 bis 6 Stunden. Faustregel: Bei einer Verdreifachung der Insulindosis verdoppelt sich die Wirkdauer (Übersicht der therapeutisch verfügbaren Präparate ☞ Rote Liste). Mit Normalinsulin gelingt nur bedingt eine Imitation der physiologischen Insulinsekretion (☞ Abb. 3.1).

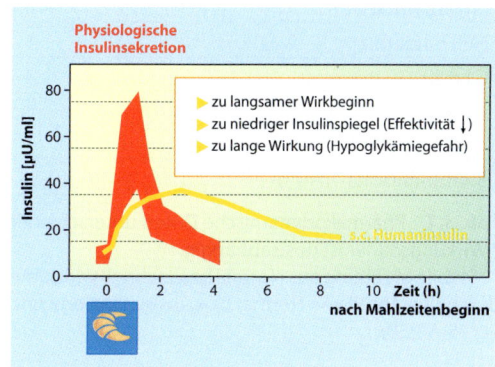

Abb. 3.1: Physiologische Insulinsekretion (rot) und Schwächen von subkutan injiziertem Humaninsulin [12].

▶ Schnellwirkende Insulinanaloga

Bei Gesunden erfolgt eine rasche Insulinfreisetzung nach Nahrungsaufnahme, so dass eine wirksame Kontrolle des postprandialen Blutzuckeranstieges erfolgt. Mit Normalinsulin lässt sich selbst nach sorgfältiger Berücksichtigung des Spritz-Ess-Abstandes eine Annäherung an physiologische Verhältnisse nicht erreichen (☞ Abb. 3.1). Das Insulin liegt in seiner pharmakologischen Zubereitung infolge der Selbstassoziation in Form von Hexameren vor. Nach subkutaner Injektion erfolgt eine Dissoziation zunächst in Dimere und dann in Monomere, die dann die Kapillarwand passieren und über den Blutkreislauf zu den insulinsensitiven Geweben und Organen gelangen können. Die Erkenntnis, dass Änderungen der Aminosäuresequenz am C-terminalen Ende der B-Kette des Insulinmoleküls die Assoziation in Hexamere beeinflusst, führte zu Entwicklung von Insulinanaloga mit veränderten Resorptionseigenschaften. Durch Austausch einzelner Aminosäuren wurde die primäre Struktur des Insulinmoleküls verändert. Gegenüber dem humanen Normalinsulin verläuft bei den Insulinanaloga die Dissoziation in Monomere nach der Injektion wesentlich rascher. Da nur Einzelbausteine (Monomere) in der Lage sind, die Gefäßwand zu passieren, beginnen Resorption rascher und Wirkungseintritt früher (☞ Abb. 3.2).

Insulin	Wirkungseintritt	Wirkungsmaximum	Wirkdauer *
Monomere (Aspart, Lispro, Glulisin)	0,15	1	2-3
Normalinsulin	0,5	2	4-6
NPH-Insulin	1-2	4-6	8-12
Glargin	3-4	kein Maximum	bis 24
Detemir	2-3	flacher Wirkungs-verlauf	16-20 (bis 24*)
Kombinations-Insulin**	0,15-0,5	1-2	8-12

Tab. 3.1: Pharmakodynamische Daten unterschiedlicher Insuline (in Stunden) [36].
* Wirkungsdauer ist dosisabhängig.
** Stabile Mischung aus Normal bzw. schnell wirksamen Insulinanaloga und NPH-Insulin. Die Wirkprofile werden durch den Anteil von Normal bzw. Insulinanaloga und die Dosis bestimmt (Mischungsverhältnisse z.B. 30/25 zu 70/75, 50/50).

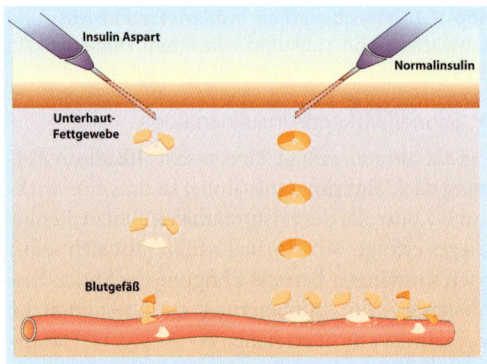

Abb. 3.2: Schematische Darstellung von subkutan injiziertem Insulin am Beispiel von humanem Normalinsulin und dem schnell wirkenden Insulinanalogon Aspart (NovoRapid®). Während die Hexamere des Normalinsulins langsam dissoziieren, findet durch den raschen Zerfall des Insulinanalogons in Monomere ein schnellerer Eintritt in die Kapillaren statt.

Die Wirkung setzt bereits nach 15 min ein, das Maximum liegt bei einer Stunde und die Wirkdauer hält ca. 3 Stunden an. Diese Pharmakodynamik gestattet gegenüber humanem Normalinsulin eine bessere Annäherung an die physiologischen Verhältnisse der Insulinsekretion (☞ Abb. 3.3).

In der Praxis der Insulintherapie ist damit eine bessere und bedarfsgerechte Anpassung der Insulinwirkung an postprandiale Blutglukoseveränderungen möglich. Der Spritz-Ess-Abstand kann modifiziert werden oder entfallen (☞ Abb. 3.4a+b). Ebenso relativiert sich die Notwendigkeit von Zwischenmahlzeiten (☞ Kap. 4.4.2.2.3.). Von praktischer Bedeutung ist die Möglichkeit, das Insulin erst **nach** der Mahlzeit zu spritzen, z.B. bei Kleinkindern oder bei geriatrischen Patienten (Anorexie) in Situationen unsicherer Nahrungsaufnahme. Klinisch relevante Unterschiede bestehen zwischen den drei Vertretern der schnellwir-

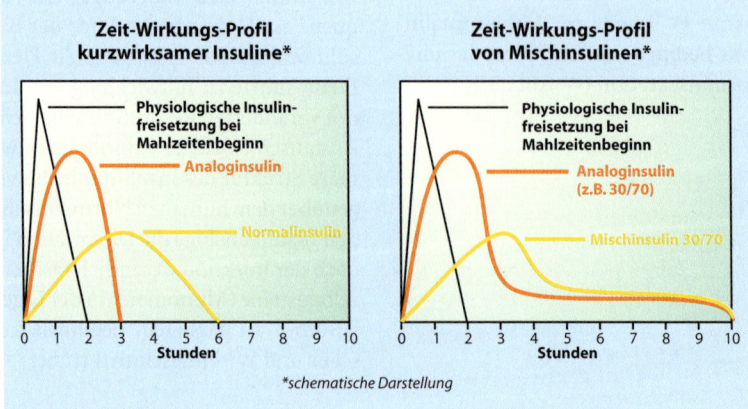

Abb. 3.3: Schematische Darstellung der Zeit-Wirkungs-Profile von humanem Normalinsulin und schnellwirkenden Insulinanaloga [67].

kenden Insulinanaloga **Insulin Aspart** (Novo-Rapid®), **Insulin Lispro** (Humalog®, Liprolog®) und **Insulin Glulisin** (Apidra®) nicht (☞ Tab. 3.1). Bei den sog. biphasischen Insulinanaloga liegt eine fixe Mischung von kurzwirksamen Insulinanaloga vor, die z.B. aus 30 % Insulin Aspart oder 25 % Insulin Lispro in löslicher Form und 70 bzw. 75 % als Insulin-Aspart- bzw. -Lispro-Protamin-Kristallen besteht.

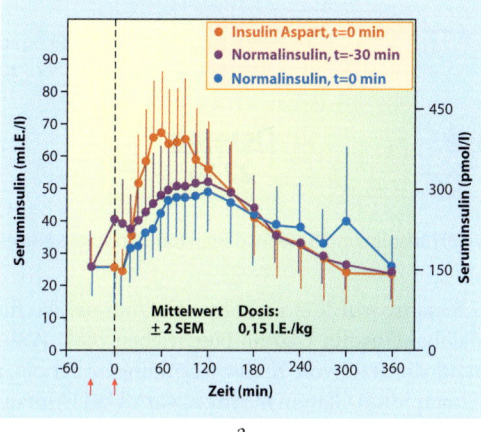

a

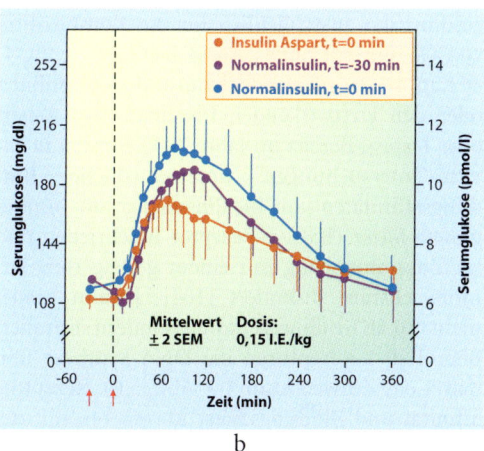

b

Abb. 3.4a+b: Im Vergleich zu Normalinsulin erfolgt der Anstieg der Insulinspiegel nach Injektion des Insulinanalogons Aspart rascher und ausgeprägter, was zur besseren postprandialen Blutzuckerkontrolle führt [175].
a: Seruminsulin-Profile nach einer Testmahlzeit.
b: Blutglukose-Profile nach einer Testmahlzeit.

3.2. NPH-Verzögerungsinsulin (Intermediärinsulin)

Das NPH-Insulin (Neutral-Potamain Hagedorn) wurde 1946 von Hagedorn eingeführt und hat bis heute seine Bedeutung im Rahmen einer basalen Insulinsubstitution nicht verloren. Bei neutralem pH-Wert liegen Insulin und Protaphan in **isophaner** Menge vor, d. h. weder Insulin noch Protaphan bilden einen Überschuss (sog. Isophan-Insulin). NPH-Insulin kann mit Normalinsulin stabil gemischt werden, ohne dass sich die Wirkungscharakteristika der Einzelkomponenten verändern (☞ Abb. 3.3.). Von den Insulinfirmen werden Mischinsuline in fixer Kombination in unterschiedlichen Mischungsverhältnissen angeboten (☞ Tab. 3.1 und Rote Liste). NPH-Insuline liegen als Suspension in **trüber** Form vor und müssen vor der Injektion sorgfältig durchmischt werden. Die Wirkung tritt ca. 1,5 bis 2 Stunden nach der Injektion ein, das Maximum liegt bei 4 bis 6 Stunden. Bei einer Wirkdauer bis zu 12 Stunden ist zur Substitution des basalen Insulinbedarfs eine zweimalige Injektion erforderlich, die abendliche Dosis sollte gegen 22.00 Uhr oder später erfolgen. Bei hohen Insulindosen verlängert sich die Wirkung von NPH-Insulin.

3.3. Basalinsuline (langwirkende Insulinanaloga)

Das langwirkende Insulin **Glargin** (Lantus®) liegt als **klare saure** Lösung vor und verursacht durch den pH-Umschlag im neutralen Milieu des Subkutangewebes die Ausbildung von Mikropräzipitaten, so dass es verzögert resorbiert wird. Die saure Lösung kann in Einzelfällen (ca. 6 %) nach der Injektion Hautreaktionen und leichtes Schmerzgefühl hervorrufen. Die Wirkung beginnt nach 3 bis 4 Stunden ohne ausgeprägtes Wirkmaximum, kann länger 24 Stunden andauern und zeigt eine geringere intra-individuelle Variabilität als NPH-Insulin (☞ Abb. 3.5). Glargin deckt nicht bei jedem Patienten über 24 den basalen Insulinbedarf ab, so dass bei Typ-1-Diabetikern ohne Restfunktion auch eine zweimalige Injektion erforderlich werden kann.

Beim Insulin **Detemir** (Levemir®), das als **klare neutrale** Lösung vorliegt, erfolgt die Wirkungsverlängerung durch stärkere Hexamerstabilität, sowie durch eine reversible Bindung an körpereigenes

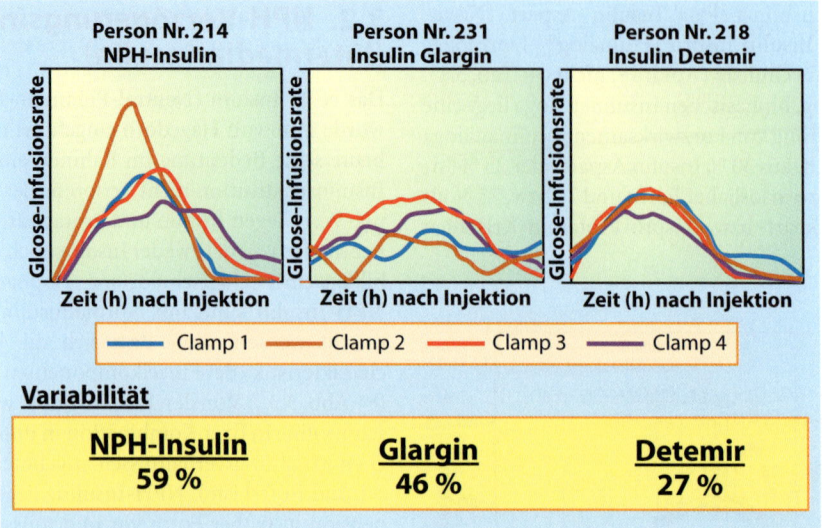

Abb. 3.5: Intraindividuelle Variabilität der Wirkprofile von NPH-Insulin und Basalinsulinen [66]. Beispiele einzelner Patienten (euglykämische Clamp-Technik).

Albumin an der Spritzstelle, im Plasma und im interstitiellen Raum. Die Wirkung setzt ca. 2 Stunden nach der Injektion ein und dauert ohne ausgeprägtes Wirkmaximum bis 20 Stunden. Untersuchungen zur Wirkdauer führen zu uneinheitlichen Aussagen in Abhängigkeit von der Insulindosierung und vom Diabetestyp [79, 95, 146]. Bei Typ-1-Diabetikern kann eine zweimalige Injektion zur Abdeckung des basalen Insulindefizits erforderlich werden.

An Albumin gebundenes Insulindetermir verhält sich wie ein Puffer gegen Veränderungen der Resorptionsrate. Im Vergleich zu NPH-Insulin und Glargin ist Insulindetemir durch die geringste intraindividuelle Variabilität charakterisiert (☞ Abb. 3.5), woraus eine bessere Vorhersagbarkeit und Stabilität der Nüchternblutzuckerwerte und ein reduziertes Hypoglykämie-Risiko resultieren [21]. In Abhängigkeit von der Variabilität der Insulinwirkung beträgt das kalkulierte relative Hypoglykämie-Risiko von NPH-Insulin, Glargin und Levemir 6,0 %, 3,0 % bzw. 0,1 % und ist damit bei Insulin Levemir am geringsten [66].

3.4. Insulintherapie und Karzinomrisiko

In einer nicht-randomisierten, retrospektive Analyse von Daten über die Verordnung von Insulin bei 127.031 AOK-Patienten über eine Dauer von 1,63 Jahre wurde ein erhöhtes Karzinomrisiko für das Basalinsulin Glargin beschrieben [68]. Während die Rate von Krebserkrankungen bei einer Therapie mit Glargin niedriger war als bei Humaninsulin, fand sich nach Adjustierung hinsichtlich der Insulindosis ein erhöhtes dosisabhängiges Karzinomrisiko ausschließlich für die Kombination von Glargin mit oralen Antidiabetika (sog. BOT; ☞ Kap. 8.5.2.), nicht jedoch mit anderen Insulinen oder den kurzwirkenden Insulinanaloga Aspart oder Lispro. Bereits im Jahre 2000 wurden in *In-vitro*-Untersuchungen unterschiedliche Bindungsaffinitäten von Insulinanaloga am *Insulin-growth-factor* (IGF)-1-Rezeptor beschrieben und im Zusammenhang mit einem gesteigerten Tumorwachstum diskutiert [104]. Insulin bindet nicht nur an Insulinrezeptoren, sondern stimuliert über IGF-1-Rezeptoren die DNA-Synthese und damit das Zellwachstum (☞ Abb. 3.6). Rezeptoraffinität und Bindungsdauer korrelieren mit der mitogenen Aktivität. Für Insulin Glargin wurden eine ca. 6-fach höhere Bindungsaffinität und eine 8-fach höhere mitogene Potenz an menschlichen Osteosarkom-Zellen beschrieben [104].

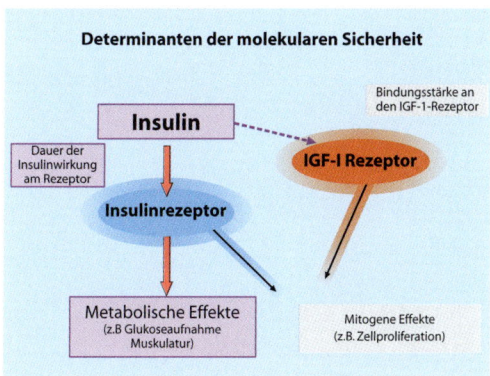

Abb. 3.6: Schematische Darstellung der Insulinwirkungen am Insulin- und IGF-1-Rezeptor.

> Insulin selbst wirkt **nicht kanzerogen**, sondern stimuliert über eine IGF-1-Rezeptorbindung das Zellwachstum. Eine erhöhte Affinität zum IGF-1-Rezeptor kann mitogene Effekte, z.B. auch das Wachstum von Karzinomzellen, triggern.
> Eine Übertragung von *In-vitro*-Befunden hinsichtlich eines gesteigerten Tumorwachstums durch Glargin auf die *In-vivo*-Verhältnisse ist nicht zulässig.

In schwedischen und schottischen Registrierstudien [23, 88], einer retrospektiven Kohortenstudie [26], einer randomisierten, prospektiven Therapiestudie über fünf Jahre (Retinopathiestudie [178]) und einer Auswertung von 10.880 Patientendaten aus 31 randomisierten Kontrollstudien [80] konnte eine erhöhtes Karzinomrisiko durch Insulin Glargin nicht bestätigt werden. Lediglich in den retrospektiven schottischen und schwedischen Registerstudien [23, 88] fand sich bei Subgruppenanalysen eine gering erhöhte Inzidenz von Brustkrebs ausschließlich unter einer Therapie von Insulin Glargin in Kombination mit oralen Antidiabetika. Kritisch ist anzumerken, dass es sich dabei um Typ-2-Diabetiker im höheren Lebensalter in der bekannten Assoziation mit Adipositas handelte und Karzinome bei dieser Konstellation häufiger auftreten [142, 191]. Ein höherer Body-Mass-Index (BMI) ist bei Männern und Frauen mit einem gesteigerten Karzinomrisiko vergesellschaftet [142]. Schließlich blieb bei der Bewertung einer Kombinationstherapie von Glargin mit oralen Antidiabetika völlig unberücksichtigt, dass Sulfonylharnstoffe das Karzinomrisiko erhöhen [26,

127], während Metformin protektiv mit Hinblick auf das Colon- und Pankreas-Karzinom wirkt [26]. Zu weiteren methodischen Limitationen zählt die fehlende Berücksichtigung bekannter karzinogener Risikofaktoren, wie z.B. Rauchen u.a. [191].

Für das Insulin Detemir wurde in einer Metaanalyse von 21 randomisierten, kontrollierten Studien ein signifikant geringeres Karzinomrisiko beschrieben. Im Vergleich zur Therapie mit Humaninsulin (NPH-Insulin) war die Ereignisrate von Malignomen sogar um das Zweifache niedriger [33].

Von der europäischen Zulassungs- und Überwachungsbehörde EMA *(European Medicines Agency)*, internationalen Fachgesellschaften (ADA, EASD) und der Deutschen Diabetes-Gesellschaft wird zu den Bedenken eines Krebsrisikos durch das Insulinanalogon Glargin wie folgt Stellung genommen:

- Aus der gegenwärtigen Datenlage ergeben sich keine Sicherheitsbedenken in Verbindung mit einem erhöhten Karzinomrisiko durch Insulin Glargin

- Ein Zusammenhang zwischen der Anwendung von Insulin Glargin und Krebs kann weder bestätigt, noch ausgeschlossen werden. Auf grundsätzliche methodische Mängel der deutschen AOK-Studie wird in einem Kommentar im Lancet verwiesen [148]. Gegenwärtig besteht kein Grund, eine Therapie mit Glargin abzubrechen bzw. umzustellen.

- Der Problematik wird auch zukünftig durch prospektive Langzeitbeobachtungen weitere Aufmerksamkeit geschenkt werden.

4. Insulintherapie bei Typ-1-Diabetes mellitus

Der Typ-1-Diabetes mellitus entsteht durch eine immun-mediierte chronische Entzündung der Langerhans-Inseln des Pankreas mit progredienter Zerstörung der Insulin-produzierenden Betazellen. Die klinische Manifestation des Typ-1-Diabetes erfolgt hauptsächlich in Kindes- und Jugendalter oder bei jungen Erwachsenen. Es kann jedoch auch im fortgeschrittenen Alter zur Manifestation eines immun-mediierten Diabetes kommen, der als "verzögerter Typ-1" oder **LADA** *("Latent Autoimmune Diabetes of the Adult")* bezeichnet wird. Als vermeintlicher Typ-2-Diabetes wird ein LADA fälschlicherweise häufig als Typ-2-Diabetes verkannt und zu spät mit Insulin behandelt. Nimmt man an, dass etwa 10 % aller Typ-2-Diabetiker eigentlich LADA-Patienten sind, ist dieser Anteil deutlich höher als Typ-1-Diabetiker [183]. Unabhängig vom Manifestationsalter entsteht als Folge der Autoimmunprozesse ein absoluter bzw. nahezu kompletter Insulinmangel, so dass die Notwendigkeit einer sofortigen und lebenslangen Insulinsubstitution besteht.

Infolge des kompletten Insulinmangels ist selbst durch eine noch so individuell abgestimmte Insulintherapie, d.h., durch sorgfältige Anpassung der Insulindosis an Ernährung, körperliche Aktivität und tagesrhythmische Besonderheiten, eine lückenlose Versorgung des Organismus entsprechend dem physiologischen Insulinbedarf kaum möglich. Für die Therapie des Typ-1-Diabetes wird die **intensivierte konventionelle Insulintherapie (ICT)** mit dem Ziel einer normnahen Blutzuckereinstellung [74] als Standardbehandlung in den Leitlinien empfohlen [117]. Mehr als 85 % aller Patienten mit Typ-1-Diabetes werden in Deutschland intensiviert behandelt, wozu auch die Insulinpumpentherapie zählt (☞ Kap. 4.4.2.3.). Mehrere Interventionsstudien, vor allem die amerikanische DCCT-Studie *("Diabetes Control and Complication Trial")*, haben mit höchster Evidenz belegt, dass eine normnahe Diabeteseinstellung durch eine ICT das Auftreten mikroangiopathischer Komplikationen verzögert und das Risiko halbieren kann [48]. Selbst langfristig ist der Nutzen einer frühzeitigen normnahen Blutzuckereinstellung für eine Risikoreduktion nicht nur der Mikroangiopathie, sondern auf auch für makrovaskuläre Ereignisse durch eine 10-jährige Nach-

untersuchung des DCCT- Kollektivs eindrucksvoll belegt [132].

> Da es keinen Schwellenwert des HbA_{1c} für das Auftreten von Diabeteskomplikationen gibt, sollte der **niedrigste Wert** angestrebt werden, der **ohne Hypoglykämie-Risiko** erreicht werden kann.

Intensivierte Therapiestrategien einschließlich der Behandlung mit Insulin-Pumpen erfordern Spezialkenntnisse und Erfahrung vom Therapeuten und seinem Team. Nach den Empfehlungen der DDG soll die dauerhafte Betreuung von Patienten mit Typ-1-Diabetes mellitus durch Diabetesspezialisten (Diabetologen, Diabetesberater DDG, Diabetesassistenten DDG) vornehmlich in Diabetes-Schwerpunktpraxen oder diabetologischen Zentren, erfolgen (Therapieleitlinien [117]). In diesen Betreuungsstrukturen haben die Patienten die Möglichkeit, in strukturierte, zertifizierte Schulungs- und Ausbildungsprogramme integriert zu werden.

4.1. Therapieziele

Aufgrund der Chronizität der Erkrankung ist eine lebenslange Behandlung erforderlich, so dass gemeinsam mit dem Patienten kurz- und langfristige Therapieziele festgelegt werden müssen. Zu den kurz- und mittelfristigen Zielen zählen Symptomfreiheit, Wohlbefinden, Leistungsfähigkeit, Lebensqualität und langfristig die Prävention hyperglykämiebedingter Folgeschäden, wie Mikro- und Makroangiopathie und Neuropathie. Das Ziel der Diabetestherapie besteht darin, den Patienten in die Lage zu versetzen, ein erfülltes und normales Leben zu führen.

Eine schlechte Stoffwechseleinstellung ist mit dem Risiko von Folgeschäden, wie mikro- und makrovaskuläre Komplikationen, Neuropathie, Amputation, Nierenversagen, Blindheit oder Schwangerschaftskomplikationen vergesellschaftet. Daher stellt eine frühzeitige Normalisierung des Blutzuckers bzw. eine "nahe-normoglykämische" Stoffwechseleinstellung ein wichtiges Therapieziel dar (☞ Tab. 4.1). Neben dem Bemühen um eine optimale Stoffwechseleinstellung ist die konsequente

Behandlung von Hypertonus und Lipidstoffwechselstörungen hinsichtlich der Prävention makrovaskulärer Komplikationen von gleichrangiger Bedeutung. Regelmäßige Kontrolluntersuchungen (Augenhintergrund, Mikroalbuminurie, Fußstatus u.a.) zur frühzeitigen Diagnostik hyperglykämiebedingter Folgeschäden gehören zum Standard einer ganzheitsbezogenen Diabetikerbetreuung und sollten im Gesundheits-Pass Diabetes DDG dokumentiert werden.

- Keine wesentlichen Einschränkungen der Lebensqualität
- Prävention vaskulärer und neuropathischer Komplikationen durch normnahe Stoffwechseleinstellung, d.h.
  - >50 % aller Blutzuckerwerte im Zielbereich von 80-140 mg/dl (4,5-7,8 mmol/l) *
  - Niedrigsten HbA$_{1c}$-Wert anstreben, der ohne das Risiko schwerer Hypoglykämien erreichbar ist **
  - HbA$_{1c}$-Werte >7,5 % oder >1,2 % über dem oberen Normwert des Labors erfordern die Konsequenz einer Therapieintensivierung
- Prävention schwerer Hypoglykämien (d.h. Fremdhilfe ist erforderlich) und Vermeidung von hyperglykämischen Entgleisungen mit Ketoazidose
- Management von begleitenden Risikofaktoren

Tab. 4.1: Therapieziele: Leitlinien zur Behandlung des Typ-1-Diabetes: Therapieziele [117].
* Höhere Zielwerte (> 140 mg/dl bzw. 7,8 mmol/l) bei gesicherter Hypoglykämie-Wahrnehmungsstörung und bei älteren Patienten.
** Ein sehr niedriger HbA$_{1c}$-Wert kann auch durch rezidivierende Hypoglykämien verursacht werden.

4.2. Physiologische Grundlagen der Insulintherapie

Grundlage für die Insulinsubstitution im Rahmen intensivierter Therapiestrategien sind Untersuchungen zum physiologischen Insulinbedarf bei Gesunden [204, 205]. Insulin wird sowohl "basal" nahrungsunabhängig als auch in Abhängigkeit von der Qualität (Kohlenhydrate, Eiweiß und Fett) und Menge der aufgenommenen Nahrung dosisabhängig "prandial" sezerniert. Die Insulinabgabe

in die Portalvene erfolgt pulsatil, wodurch eine Maximierung der metabolischen Wirkung erreicht wird. Beim Erwachsenen beträgt das Verhältnis von basalem und prandialem Insulin etwa 1 : 1.

Die basale Insulinsekretion ist für das Gleichgewicht zwischen Glukoseverbrauch und Produktion (Glykogenolyse, Gluconeogenese) verantwortlich und reguliert die Blutglukosekonzentration in engen Grenzen des Normbereiches. Quantitativ wird beim Gesunden im Nüchternzustand ("basal") ca. 1 I.E. Insulin pro Stunde veranschlagt [204]. Diese basale Insulinmenge deckt den anabolen Grundbedarf des Organismus.

Die durchschnittliche Insulinproduktion beträgt ca. 40 bis 50 Einheiten pro Tag, so dass der Insulinbedarf beim erwachsenen Diabetiker ohne Restinsulinsekretion mit ca. 0,6 bis 1,0 I.E./kg Körpergewicht zu veranschlagen ist (☞ Tab. 4.2) [205]. Im Rahmen der basalen Insulinsubstitution modifizieren allerdings zahlreiche Faktoren den aktuellen Bedarf (Übersicht bei [36]):

▶ Hormone

Anstieg der Katecholamine Adrenalin und Noradrenalin in Stressphasen, eine Hyperthyreose oder die Therapie mit Glukokortikoiden und andere Faktoren können den Insulinbedarf erhöhen (☞ Tab. 4.3).

▶ Zirkadianer Rhythmus des Insulinbedarfs

Besonders in den frühen Morgenstunden, aber auch abends steigt der basale Insulinbedarf auf ca. 1,2 bis 1,4 I.E./Stunde an. Das **Dawn-Phänomen** wurde erstmalig von Schmidt et al. [184] im Jahre 1981 als morgendliche Hyperglykämie bzw. als die zusätzliche Insulinmenge, die zur Aufrechterhaltung einer Normoglykämie in den Morgenstunden erforderlich ist, beschrieben. Es besteht ein relativer Insulinmangel in den frühen Morgenstunden als Folge einer Insulinresistenz durch Sekretion von Wachstumshormon. Bei Typ-2-Diabetikern ist das Dawn-Phänomen eher seltener anzutreffen [20]. Gleichermaßen, aber weniger ausgeprägt, nimmt der Insulinbedarf in den Abendstunden zu (Dusk-Phänomen). Zwischen "Dawn" und "Dusk" (ca. 11.00 bis 16.00 Uhr) ist der basale Insulinbedarf ebenso wie um Mitternacht (23.00 bis 04.00 Uhr) auf ca. 0,6-0,8 I.E./ Stunde reduziert.

▶ **Körperliche Aktivität**

Sie verstärkt die Glukoseutilisation durch die Muskulatur, wodurch der basale Insulinbedarf absinkt (☞ Kap. 12.3.)

▶ **Endogene Insulinreserve**

Sie modifiziert den exogenen Insulinbedarf zu Beginn einer Insulintherapie in der sog. **Remissionsphase,** so dass die erforderliche Insulindosis unter 0,5 I.E./kg Körpergewicht reduziert sein kann.

Basaler Insulinbedarf	1,0 I.E./h
Prandialer Insulinbedarf	1,0 -1,5 I.E./ 10 g KH
Quotient basaler/prandialer Insulinbedarf/24 h bei gewichtserhaltender Ernährung	ca. 1,0

Tab. 4.2: Physiologischer Insulinbedarf – Richtwerte für eine funktionelle Insulintherapie [37, 204].

Die prandiale Insulinsekretion ist für die Metabolisierung der mit der Nahrung aufgenommenen Glukose verantwortlich und korreliert mit der Art und Menge der Kohlenhydratzufuhr. Bei Stoffwechselgesunden beträgt der prandiale Insulinbedarf etwa 1,0 bis 1,5 I.E. pro 10 Gramm Kohlenhydrat [204, 206] und variiert in Abhängigkeit von der zirkadianen Insulinsensitivität (☞ Kap. 4.3.). Der physiologische Insulinbedarf für die Metabolisierung von Proteinen und Fetten aus der Nahrung ist ein Vielfaches geringer und wird mit nur ca. 0,3 bis 0,5 I.E./100 kcal angegeben, so dass eine Berücksichtigung bei der ICT nicht erforderlich ist.

> Der individuelle Insulinbedarf bei Typ-1-Diabetikern mit absolutem Insulinmangel leitet sich von der physiologischen Insulinsekretion ab. Dabei ist ein **basaler** (Fastenzustand) von einem **prandialen** (nach Nahrungszufuhr) Insulinbedarf zu unterscheiden.

4.3. Allgemeine Regeln der Insulintherapie und Einflussfaktoren auf den individuellen Insulinbedarf

Die Wirkung von exogenem Insulin wird immer das Produkt aus verfügbarer Insulinmenge (Insulindosis) und Insulinempfindlichkeit der Gewebe sein, wobei letzterer Aspekt immer als unbekannte Größe in das therapeutische Kalkül eingeht. Das Problem der Insulinsubstitution besteht darin, dass Insulin zur **falschen Zeit** (fehlende Rückkopplung zum Blutzuckeranstieg), an den **falschen Ort** (subkutanes Gewebe anstelle Portalvene) appliziert wird und mit einem nur bedingt vorhersagbaren Wirkungsverlauf (Variabilität der subkutanen Absorption) zu unphysiologisch überhöhten Insulinspiegeln, aber auch zu postprandialen Mangelphasen führen kann [159]. Für die Insulinbehandlung sind deshalb einige allgemeine Erfahrungen von praktischer Bedeutung:

- Je labiler der Stoffwechsel ist, umso häufiger sollte Normalinsulin oder ein schnell wirkendes Insulinanalogon eingesetzt werden. Je schneller die Insulinwirkung eintritt und je kürzer sie andauert, umso besser ist eine rasche Dosisanpassung und gute "Steuerbarkeit" des Stoffwechsels möglich.

- Die Dauer der Insulinwirkung ist dosisabhängig, d.h., höher dosiert wirkt das gleiche Insulinpräparat länger. Das bedeutet, dass die Wirkdauer von Normalinsulin in hoher Dosierung um Stunden verlängern ist, dagegen wirkt ein niedrig dosiertes NPH-Insulin weniger lange. Bei den kurzwirksamen Insulinanaloga ist die Beziehung von Dosis und Wirkdauer weniger ausgeprägt [36].

- Umgekehrt nimmt die Insulinwirksamkeit mit ansteigender Höhe der Blutglukosekonzentration ab (hyperglykämiebedingte "metabolische" Insulinresistenz).

- Es besteht eine intraindividuelle Variabilität der Insulinwirkung zwischen einzelnen Tagen, die vom Insulinpräparat, der Insulindosis, dem Injektionsort, und von der Qualität der Injektionstechnik abhängt. Schwankungen der intraindividuellen Resorption bis zu 25 % erklären auch die Variabilität von Blutzuckerwerten bei dem gleichen Insulinpräparat. Bei den lang wirkenden Insulinen hat NPH-Insulin die größte Absorptionsvariabilität. Sie nimmt in der Reihenfolge ab: NPH-Insulin → Glargin → Detemir [66]; ☞ auch Kap. 3.3.).

- Der Injektionsort beeinflusst die Insulinresorption: Abnahme der Resorptionsgeschwindigkeit in der Reihenfolge: Bauch → Oberarm → Oberschenkel. Unterschiede in der subkutanen

Durchblutung sind verantwortlich für Variationen der Resorption. Da es bei Injektionen in die Oberarme häufig zu unbeabsichtigter intramuskulärer Injektion kommt, **wird diese nicht mehr empfohlen** [36, 49].

Fazit

Gleiche Insulinpräparate zu gleichen Tageszeiten in die gleiche Körperregion spritzen. Dabei sollte das basale Insulin in Oberschenkel (oder Gesäß) und das prandiale Insulin immer abdominell appliziert werden.

- Beschaffenheit der Injektionsstelle: Häufige Ursache für Blutzuckerschwankungen können Veränderungen des subkutanen Fettgewebes sein, die zur Variabilität der Resorption führen. Wiederholte Injektionen in dieselben Hautbezirke können Lipodystrophien (sowohl Lipoatrophien als auch -hypertrophien) verursachen. Die Insulininjektion ist dann schmerzarm, die unterschiedliche Neovaskularisation des Gewebes kann aber zu beträchtlichen Resorptionsschwankungen führen.

Fazit

Regelmäßiger Wechsel der Injektionsstellen innerhalb der Areale durch den Patienten. Inspektion und Palpation der Injektionsstellen durch den Therapeuten.

Achtung

Bei jungen Mädchen mit unklaren Blutzuckerschwankungen immer an Lipodystrophien denken!

- Suspensionsinsuline (NPH-Insuline, Mischinsuline in fixer Kombination) müssen sorgfältig vermischt werden (Flaschen rollen, Insulin-Pens und Fertigspritzen kippen).
- Eine Beschleunigung der Insulinresorption findet auch nach Stimulation der Durchblutung, z.B. nach regionaler oder genereller Erwärmung (Sauna, heißes Bad) oder Massage und grundsätzlich nach intramuskulärer Injektion statt.

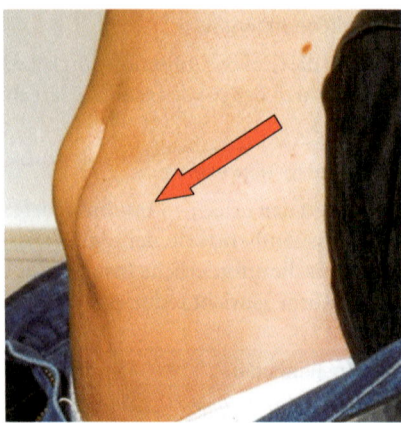

Abb. 4.1: Lipodystrophie (hier: Lipohypertrophie) am Injektionsort des Insulins. Falsche Injektionstechnik führt zu Veränderungen des Fettgewebes. Deshalb: Innerhalb einer Spritzregion regelmäßig die Spritzstelle wechseln!

- Infektionen (Harnwegsinfekte, bronchopulmonale Infekte u.a.)
- Zyklusabhängige Stoffwechselschwankungen (prämentrueller Anstieg des Insulinbedarfs)
- Überproduktion kontrainsulinärer Hormone (Hyperthyreose, Tumoren von Hypophysenvorderlappen und Nebennieren u.a.)
- Medikamente, die den Blutzucker erhöhen (Glukokortikoide, Adrenalin, Diuretika u.a.)
- Herzinsuffizienz
- Magenentleerungsstörungen ("diabetische Enteropathie")
- Iatrogene Pseudoinsulinresistenz (Überinsulinierung)
- Chronische Stresssituationen
- *"brittle diabetes"*
- *"brittle doctor"* u.a.

Tab. 4.3: Ursachen für einen erhöhten Insulinbedarf.

4.4. Strategien der Insulintherapie bei Typ-1-Diabetes mellitus

Bei der Insulinsubstitution des Typ-1-Diabetes sind folgende Aspekte zu berücksichtigen:

- Orientierung an den physiologischen Verhältnissen, d.h. Berücksichtigung eines basalen und prandialen Insulinbedarfs

- Der Insulinbedarf hängt in erster Linie vom Körpergewicht, von der Menge der Kohlenhydratzufuhr und von der körperlichen Aktivität ab. Voraussetzung für jegliche Insulintherapie ist die Definition von Therapiezielen (☞ Tab. 4.1)
- Aktive Einbindung des Patienten in die Therapie und Sicherung einer langfristigen Mitarbeit durch Patientenschulung
- Blutzuckerselbstkontrolle als Grundlage für eine systematische Korrektur durch eigenständige Anpassung der Insulindosis an die individuellen Lebensverhältnisse (☞ Kap. 4.6.).

In den Konsensusempfehlungen der *European IDDM Policy Group* wurden einfache und aufwendige Strategien der Insulintherapie unterschieden [49], die eine klare inhaltliche Definition erfordern [205].

4.4.1. Konventionelle Insulintherapie

Diese in der Vergangenheit übliche Therapie sieht eine zweimalige Injektion von Insulinmischungen in fixer Kombination (25-50 % Normalinsulin und 75-50 % NPH-Insulin) zu festgelegten Zeiten bei einem starren Mahlzeitenregime vor und erlaubt nur eine geringe Flexibilität. Insulindosis sowie Häufigkeit und Größe von Mahlzeiten (feste Kohlenhydratmengen) werden durch Vorgaben geregelt. Der Patient musste seinen individuellen Tagesablauf weitgehend der Insulinwirkung anpassen. Eine Annäherung an physiologische Verhältnisse ist nicht möglich (☞ Abb. 4.2). Es fehlt das prandiale Insulin zu den Hauptmahlzeiten. Als Folge von zwischenzeitlichen unphysiologischen Hyperinsulinämien besteht eine Hypoglykämiegefährdung. Eine gute Stoffwechseleinstellung ist mit dieser Therapieform, die noch im Jahre 2003 in den Therapieleitlinien der DDG erwähnt wird [37], kaum zu erreichen. Zur Recht wurde von Waldhäusel [205] die **konventionelle Insulintherapie beim Typ-1-Diabetes** in einer etwas überzeichneten Formulierung als *"brauchbare Prophylaxe des diabetischen Komas"*, nicht aber als geeignetes Therapiemodell beim Typ-1-Diabetes, bezeichnet.

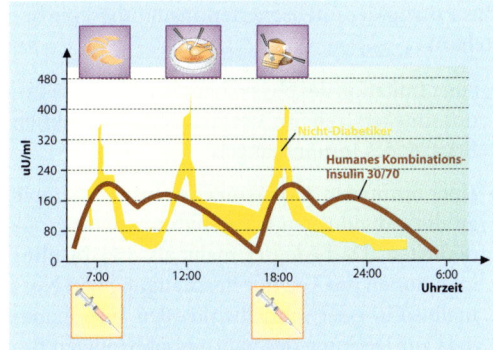

Abb. 4.2: Mahlzeitenabhängige Insulinsekretion bei Gesunden (modifiziert nach [22]) und schematische Darstellung einer konventionelle Insulintherapie mit zwei Injektionen eines Mischinsulins: Der prandiale Insulinmangel zu den Hauptmahlzeiten wird deutlich.

> Eine konventionelle Insulintherapie sollte bei Typ-1-Diabetikern die absolute Ausnahme sein. Der Goldstandard ist heute die lebenslange intensivierte Insulinsubstitution mit dem Ziel einer normnahen Stoffwechseleinstellung [36, 117].

Eine konventionelle Insulintherapie wird heute nur noch bei Kleinkindern oder bei betagten Typ-1-Diabetikern mit eingeschränkter Lebenserwartung als Alternative empfohlen.

4.4.2. Formen der intensivierten Insulintherapie

In der Vergangenheit mussten die Patienten ihr Leben der Insulinwirkung anpassen. Das Prinzip intensivierter Formen der Insulintherapie besteht in dem Versuch einer weitgehenden Annäherung der Therapie an physiologische Verhältnisse und die Lebensumstände des Patienten.

> Die moderne Insulinbehandlung hat eine optimale Anpassung der Therapie an die Lebensumstände des Patienten zum Inhalt. Das bedeutet eine individualisierte, der Tagesrhythmik des Patienten angepasste "Insulintherapie nach Maß" auf der Grundlage einer regelmäßigen Blutzucker-Selbstkontrolle und eigenständigen Anpassung der Insulindosis [159].

Das Prinzip der intensivierten Insulintherapie besteht in

- einer Imitation des physiologischen Insulinsekretionsmusters, d.h. im Versuch eines lückenlosen Ersatzes des Insulinmangels

- einer optimalen Anpassung der Insulintherapie an die individuellen tagesrhythmischen Besonderheiten. Da bedeutet mehr als drei Insulininjektionen pro Tag mit Bevorzugung von Normalinsulin oder schnellwirkenden Insulinanaloga zur Deckung des nahrungsabhängigen Bedarfs und zur Korrektur erhöhter Blutzuckerwerte und Verzögerungs- und Basalinsuline Deckung des basalen Insulinmangels

- der kurz- und langfristigen Anpassung der Insulindosis auf der Grundlage einer regelmäßigen Blutzucker-Selbstkontrolle, die mehrmals täglich durchgeführt wird

Das Ziel besteht in

- einer normnahen Blutzuckereinstellung bei größtmöglicher Flexibilität im Alltag

- und dem langfristigen Ziel der Prävention hyperglykämiebedingter Folgeschäden, wie Retinopathie, Nephropathie, Neuropathie u.a.

In der Vergangenheit wurden bei den intensivierten Therapiemodellen drei Vorgehensweisen unterschieden, wobei in Abhängigkeit vom Autor die Begriffe (z.B. "Basis-Bolus-Therapie") uneinheitlich gebraucht wurden [37, 63, 117, 140, 159, 174, 205].

4.4.2.1. Intensivierte konventionelle Insulintherapie (ICT)

Die meisten Autoren verstehen unter diesem Vorgehen eine getrennte basale und mahlzeitenbezogene Insulinsubstitution durch mehr als drei Injektionen pro Tag. Über das Konzept der konventionellen Insulintherapie hinausgehend wird eine Korrektur der Insulindosierung auf der Grundlage der Blutzucker-Selbstkontrolle empfohlen. Insulindosis und Nahrungszufuhr werden aber weitgehend vorgegeben und die Korrekturen erfolgen nach einem festen vorgegebenen Anpassungsschema [37, 205]. Dieses Vorgehen wird häufig unmittelbar nach der Diabetesmanifestation als "Einstiegsmodell" praktiziert, um den Patienten anfänglich nicht zu überfordern.

4.4.2.2. Intensivierte Insulintherapie (Basis-Bolus-Prinzip, funktionelle Insulintherapie)

Diese anspruchsvollste Therapie orientiert sich an der Physiologie der Insulinsekretion und sieht eine voneinander **unabhängige Substitution von basalem und prandialem Insulin** vor. Insulin wird nicht zu starren, festgelegten Zeiten injiziert, sondern gezielt verabreicht, wenn es benötigt wird: Verzögerungs- oder Basalinsulin zur Deckung des basalen Insulinmangels und Normalinsulin oder kurzwirksames Analoginsulin gesondert davon vor den jeweiligen Mahlzeiten (☞ Abb. 4.3). Rigorose Vorschriften, täglich exakt zu denselben Zeiten eine im Voraus festgelegte Mahlzeit einzunehmen und Insulindosis zu spritzen, entfallen. Der Patient lernt, seine individuell benötigte Insulindosis anhand selbständig gemessener Blutzuckerwerte und eigener Berechnung seiner Mahlzeiten, zu bestimmen. Eine intensive Patientenschulung und sichere Handhabung der Blutzucker-Selbstkontrolle bilden die Grundlage für eigenverantwortliche Insulindosierung und Blutglukosekorrekturen (☞ Kap. 4.5. und 4.6.).

> Aufgrund der unterschiedlichen Resorptionsverhältnisse wird empfohlen, das prandiale Insulin immer abdominell und das basale Insulin in den Oberschenkel oder das Gesäß zu applizieren.

In Deutschland erfolgt die Insulinapplikation nahezu ausnahmslos durch Insulin-Pens oder Insulinfertigspritzen (☞ Rote Liste).

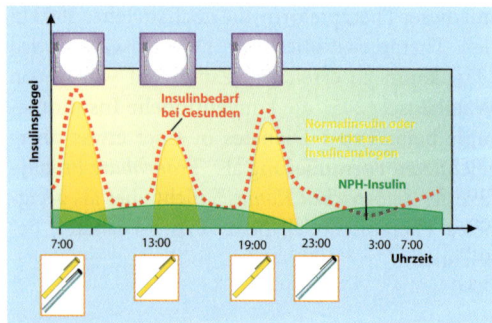

Abb. 4.3: Schematische Darstellung der Insulinspiegel bei intensivierter Insulintherapie: Basis-Bolus-Konzept (Mahlzeiten- plus Basisinsulin).

4.4.2.2.1. Praktisches Vorgehen bei intensivierter Insulintherapie

Der durchschnittliche Insulinbedarf beträgt beim erwachsenen Typ-1-Diabetiker ohne Restinsulinsekretion ca. 0,6-1,0 I.E./kg Körpergewicht, d.h. ca. 40 bis 50 Einheiten pro Tag [206]. Das entspricht der täglichen Insulinproduktion eines normalgewichtigen Gesunden. Zum Zeitpunkt der Diabetesmanifestation ist der Insulinbedarf gewöhnlich etwas niedriger (0,3-0,7 I.E./kg Körpergewicht). Der Insulinbedarf setzt sich nach den physiologischen Erkenntnissen wie folgt zusammen (☞ auch Tab. 4.2):

- Basalinsulin
- Bolusinsulin
- Korrekturinsulin bei hohen Blutzuckerwerten

Der Insulinbedarf unterliegt einer circadianen Rhythmik, die durch die Ausschüttung von Wachstumshormon, Kortisol und in geringerem Maße durch Adrenalin gesteuert wird. In den frühen Morgenstunden (04.00 bis 08.00 Uhr) besteht eine physiologische Insulinresistenz mit vermehrter hepatischer Glukoseproduktion mit Auswirkungen auf den morgendlichen Blutzuckerwert (sog. Dawn-Phänomen). Nach Mitternacht (02.00-03.00 Uhr) ist aufgrund erhöhter Insulinempfindlichkeit die Hypoglykämiegefahr am größten. Zum Mittag hin wechselt der Körper in eine Phase einer höherer Insulinempfindlichkeit mit dem geringsten Insulinbedarf (☞ Kap. 4.2.).

4.4.2.2.2. Substitution des basalen Insulinbedarfs

Das Ziel der basalen Insulinsubstitution besteht in einer Stabilisierung der präprandialen Blutzuckerwerte bei fehlender Nahrungsaufnahme in einem Bereich von 80 bis 120 mg/dl (4,5-6,7 mmol/l). Der Bedarf beträgt etwa 40 % bis maximal 50 % der Tagesdosis und wird durch eine Vielzahl von Einflussfaktoren modifiziert (☞ Kap.4.2.).

Der basale Insulinbedarf ist einfach durch Beurteilung der Blutzuckerwerte unter kurzfristigem Fasten in unterschiedlichen Tagesabschnitten zu ermitteln (☞ Tab. 4.4). Voraussetzung für einen "Fasten-Test" ist ein Blutzuckerausgangswert von 80-160 mg/dl (4,5-9,0 mmol/l). Der Nüchternwert gestattet eine orientierende Aussage über die Richtigkeit der nächtlichen Insulindosis. Das therapeutische Problem besteht vor allem darin, den anstei-

genden Insulinbedarf als Folge der Insulinresistenz in den frühen Morgenstunden auszugleichen.

	Maßnahmen	Zeitliches Fenster
Tag 1	kein Frühstück*	07.00-13. 00 Uhr
Tag 2	kein Mittagessen*	12.00-19.00 Uhr
Tag 3	kein Abendbrot*	17.00-24.00 Uhr

Tab. 4.4: Vorschläge zur Ermittlung des basalen Insulinbedarfs durch fraktioniertes Fasten [36].
* bei Wegfall der jeweiligen Mahlzeit entfällt auch die Injektion des prandialen Insulins.

> **Basaler Insulinbedarf** = ca. 40 bis 50 % des Tagesinsulinbedarfs, d.h. ca. 1 Einheit pro Stunde.

Für eine basale Insulinsubstitution stehen verschiedenen Insulinpräparate mit unterschiedlicher Pharmakodynamik zur Verfügung (☞ Tab. 3.1).

Am häufigsten erfolgt die Substitution durch eine zweimalige Injektion eines **NPH-Verzögerungsinsulins** mit 12-stündiger Wirkung morgens und spät abends (22.00 Uhr oder später) im Verhältnis von 1:1 In Einzelfällen kann auch die fraktionierte Gabe kleinerer Dosen von NPH-Insulin mehrmals täglich sinnvoll sein [210]. Die therapeutischen Grenzen von NPH-Insulin werden durch die Pharmakodynamik bestimmt (☞ Tab. 3.1). Das Wirkungsmaximum nach ca. 4-6 Stunden birgt besonders bei höherer abendlicher Dosierung das Risiko nächtlicher (unbemerkter) Hypoglykämien. Die Gefahr ist gegen 02.00-03.00 Uhr am größten. In den Morgenstunden hingegen reicht die nachlassende Wirkung häufig nicht aus, den steigenden morgendlichen Insulinbedarf (Dawn-Phänomen) abzudecken. Die intraindividuelle Variabilität der Resorption kann schwankende und schlecht vorhersagbare Nüchternblutzucker zur Folge haben (☞ Kap. 3.2., 3.3. und Abb. 3.5).

Die langwirkenden Insulinanaloga (sog. Basalinsuline) **Glargin** und **Detemir** gestatten aufgrund der flacheren Wirkprofile eine bessere, der Physiologie angenäherte Substitution des basalen Insulinbedarfs (☞ Tab. 3.1). Die Abb. 4.4 demonstriert eine bessere Blutzuckerabsenkung in den frühen Morgenstunden durch das längerwirkende Insulinanalogon Detemir im Vergleich zu NPH-Insulin bei Typ-1-Diabetiker mit sog. Dawn-Phänomen [199]. Als Behandlungskomfort werden von den Patienten die Vorverlegung der spätabendlichen Injektion aufgrund der verlängerten Wirkprofile und die Möglichkeit einer einmaligen Injektion empfunden. Im Vergleich zu NPH-Insulin haben beide Insuline keine Wirkungsverstärkung nach 4-6 Stunden, wodurch die Gefahr nächtlicher Hypoglykämien (besonders nach Mitternacht) deutlicher reduziert wird [79, 154, 198]. Hinsichtlich der Pharmakokinetik und Dynamik zeigten Glargin und Detemir bei Typ-1-Diabetikern über 13 Stunden ein identisches Wirkprofil. Die Wirkdauer ist beim Insulin Detemir ca. 6 Stunden kürzer [152]. In der Vergangenheit wurde häufig eine zweimalige Insulininjektion pro Tag empfohlen. Erfahrungen an großen Kollektiven von Typ-1-Diabetikern zeigen, dass im Rahmen einer Basis-Bolus-Therapie die einmalige Injektion von Insulin Detemir ausreichend ist [110]. Besteht die Notwendigkeit einer zweimaligen Applikation, so sollte die Gesamtdosis des Basalinsulin morgens und abends im Verhältnis von 1 : 1 aufgeteilt werden.

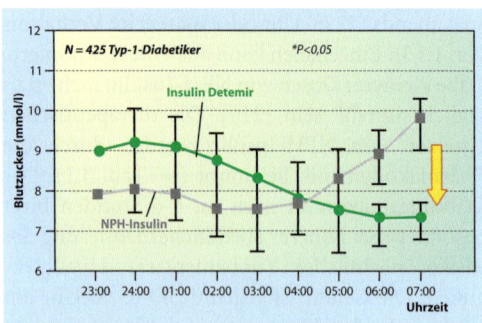

Abb. 4.4: Blutzucker-Nachprofile bei Typ-1-Diabetikern: Basale Insulinsubstitution durch NPH-Insulin im Vergleich mit Insulin Detemir [199].

Ist die Umstellung einer zweimaligen NPH-Applikation auf eine Injektion eines langwirkenden Insulinanalogons pro Tag geplant, empfiehlt sich initial eine Reduktion der NPH-Gesamtdosis mit nachfolgender Titration anhand aktueller Blutzuckerwerte [57]. Bei niedrigem basalen Insulinbedarf (<24 I.E./die; z.B. bei jungen schlanken Patienten) kann nach eigenen Erfahrungen die NPH-Gesamtdosis problemlos auf eine Einmaldosis eines langwirkenden Insulinanalogons (Detemir, Glargin) übertragen werden. Bei höherer Gesamtdosis des NPH-Insulins empfielt sich eine Dosisreduktion um ca. 10 %.

4.4.2.2.3. Substitution des prandialen Insulins

Die Substitution des prandialen Insulins erfolgt ausschließlich mit humanem Normalinsulin oder mit den kurzwirksamen Insulinanaloga **Aspart, Lispro** und **Glulisin** (☞ Tab. 3.1). Der Insulinbedarf unterliegt einem zirkadianen Rhythmus, so dass in Abhängigkeit von der Tageszeit (morgens höchster Insulinbedarf) unterschiedliche Richtgrößen resultieren. Die Richtigkeit der Insulindosis wird anhand des postprandialen Blutzuckerwertes zwei Stunden nach der Mahlzeit beurteilt. Es wird ein Zielbereich von <140 mg/dl (7,8 mmol/l) empfohlen (☞ Tab. 4.1). Die Suppression der endogenen Glukoseproduktion ist offenbar der wesentliche Faktor der postprandialen Insulinwirkung [153].

Die Insulininjektionen werden vornehmlich vor den Hauptmahlzeiten durchgeführt. Zusätzlich kann Insulin vor Zwischenmahlzeiten oder zur Korrektur von hohen Blutzuckerwerten erforderlich werden. Der Spritz-Ess-Abstand ist von Bedeutung für den postprandialen Blutzuckeranstieg. In Abhängigkeit von der aktuellen Stoffwechselsituation werden unterschiedliche Spritz-Ess-Abstände bei den schnellwirkenden Insulinanaloga und Normalinsulin empfohlen (☞ Tab. 4.5).

Die aus dem individuellen Kalorienbedarf ermittelte Kohlenhydratmenge wird in sog. **Broteinheiten (BE)** angegeben. Sie entspricht der Menge eines kohlenhydrathaltigen Nahrungsmittels, der 10 Gramm Glukose kalorisch äquivalent sind. Sie dient als Berechnungseinheit für kohlenhydrathaltige Nahrungsmittel und deren Austausch untereinander.

> 1 Broteinheit (BE) = 10 Gramm Kohlenhydrat. Die Austauscheinheit "BE" dient als Grundlage für die Berechnung der Insulindosis.

Der postprandiale Blutzuckeranstieg wird nicht nur von der Menge, sondern auch von der Art und Zubereitung der verzehrten Kohlenhydrate beeinflusst. Lebensmittel mit einem niedrigen Glykämischen Index (GI), wie z.B. Hülsenfrüchte, Nudeln und auch bestimmte Obstsorten, lassen den postprandialen Blutzucker geringer ansteigen. Folgende Faktoren modifizieren den prandialen Insulinbedarf:

- Menge der aufgenommenen Kohlenhydrate
- Art der Kohlenhydrate (geringerer Blutzucker-anstieg nach ballaststoffreicher Kost, z.B. Voll-kornprodukte, Haferflocken u.a.)
- Fett- und eiweißreiche Mahlzeiten verzögern die Resorption von Kohlenhydraten → Verzöge-rung des postprandialen Blutzuckeranstieges
- Alkohol kann durch Hemmung der hepatischen Glukoseproduktion den prandialen Insulinbe-darf reduzieren
- Ein hoher präprandialer Blutzuckerwert erfor-dert eine höhere prandiale Insulindosis zur Stoffwechselkorrektur

Im Vergleich zu Normalinsulin gestatten die kurz-wirksame Insulinanaloga aufgrund ihrer Pharma-kodynamik (☞ Kap. 3.1.) eine bessere Annäherung an die physiologische Insulinsekretion (☞ Abb. 4.5). Sie werden gewöhnlich unmittelbar vor Mahlzeitenbeginn injiziert. Der Wegfall eines Spritz-Ess-Abstandes wird von den Patienten als Zugewinn an Therapiequalität empfunden. Infol-ge der kürzeren Wirkdauer relativiert sich die Not-wendigkeit von Zwischenmahlzeiten zur Hy-poglykämieprophylaxe, wodurch das Gewichts-management erleichtert wird. Von Vorteil ist auch die Möglichkeit einer postprandialen Insulingabe, z.B. bei Kindern und Jugendlichen, deren Essver-halten im Vorfeld schlecht einschätzbar ist. Die IDF-Leitlinien *(International Diabetes Federation)* und zahlreichen Fachgesellschaften sehen eine In-dikation für kurzwirksame Insulinanaloga mit dem Fokus auf postprandiale Blutzuckerwerte (Übersicht bei [82].). Bei Typ-1-Diabetikern konnte im Vergleich zu Humaninsulin bei intensi-vierter Therapie mit Insulinanaloga eine Stoff-wechselverbesserung und Reduktion des Hypogly-kämie-Risiko erreicht werden (Cochrane-Analyse und Metaanalysen [17, 65, 188]. Gleichzeitig wer-den Therapiezufriedenheit und Lebensqualität unter einer Therapie mit Insulinanaloga signifi-kant höher eingeschätzt [3]. Bei Patienten mit ver-zögerter Magenentleerung infolge einer Gastropa-rese bei autonomer Neuropathie sind Insulinana-loga nicht vorteilhaft, da ihre Wirkung zu früh ein-setzt und zu kurz anhält.

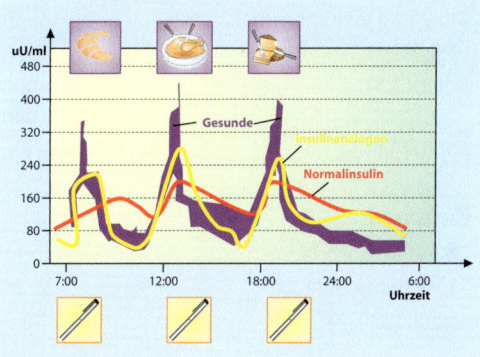

Abb. 4.5: Insulinsekretionsmuster bei Stoffwechsel-gesunden sowie Insulinspiegel nach Injektion von Normalinsulin und dem kurzwirksamen Insulinanalo-gon Lispro (vereinfacht nach [22]).

Prandialer Insulinbedarf

Insulinbedarf Morgen, Mittag und Abend ent-spricht einem Verhältnis von ca. 3 : 1 : 2 **oder pro belegte BE (10 Gramm KH):**

- morgens ca. 1,5-2,0
- mittags ca. 1,0
- abends ca. 1,0-1,5

Die Diskussion über eingeschränkte Verordnungs-möglichkeiten von Insulinanaloga in Deutschland hat zu einem differenzierten und kritischen Ver-ordnungsverhalten geführt: Aus Sicht der Diabe-tologen steht an erster Stelle der Indikationen die Reduktion des Hypoglykämie-Risikos und das Nichterreichen von Therapiezielen unter Human-insulin (HbA$_{1c}$, postprandiale Blutzuckerwerte), gefolgt von Aspekten des Therapiekomforts und der Lebensqualität (kein Spritz-Ess-Abstand, mehr Flexibilität hinsichtlich beruflicher Erfordernisse) [167]. Der Anteil von Humaninsulin und Insulinanaloga beträgt in Diabetes-Schwerpunkt-praxen 70 % bzw. 30 % [38].

Eine Umstellung von Humaninsulin auf schnell-wirkende Insulinanaloga kann problemlos im Ver-hältnis von 1 : 1 erfolgen (Metaanalyse bei [46]). Die Konsequenz der kürzeren Wirkdauer der Ana-loga besteht allerdings darin, dass sie im Vergleich zum Normalinsulin weniger zur basalen Insulin-versorgung beitragen. Wird der basale Insulin-bedarf durch zweimalige Injektionen von NPH-Insulin gedeckt, können tagsüber kurzzeitige Insu-linlücken auftreten. Eine Dosiserhöhung von

Blutglukose präprandial (mg/dl bzw. mmol/l)	Normalinsulin	Insulinanalogon
<60 (<3,5)	2 BE Traubenzucker, spritzen, danach essen	2 BE Traubenzucker sofort essen, danach spritzen
60-80 (3,5-4,5)	Sofort essen, danach spritzen	Sofort essen, danach spritzen, Dosis reduzieren
Zielbereich 80-100 (4,5-5,2) 150-200 (8,5-11,2) >200 (>11,2)	 15 min 30 min >30 min	 Sofort nach der Mahlzeit ca. 10-15 min >15 min

Tab. 4.5: Empfehlungen für den Spritz-Ess-Abstand ([36] modifiziert nach eigenen Erfahrungen).

NPH-Insulin kann erforderlich sein (ca. 4-6 Einheiten). Erfolgt die basale Insulinversorgung durch Detemir oder Glargin, ist gewöhnlich keine Änderung der Dosierung erforderlich.

4.4.2.2.4. Dosisanpassung und Korrekturalgorithmen

Verbindliche Algorithmen der Insulindosierung, die für jeden Patienten gleichermaßen zutreffen, gibt es nicht. Die richtige Wahl der Insulindosis wird stets ein individualisiertes Vorgehen ("Individuelle Insulintherapie nach Maß") auf der Grundlage einer regelmäßigen Blutzucker-Selbstkontrolle sein (☞ Kap. 4.6.). Im Rahmen der Patientenschulung gehören zwei Begriffe zum Grundwissen einer eigenverantwortlichen Stoffwechselführung:

▶ BE-Faktor

Anzahl der erforderlichen Insulineinheiten, die eine BE (= 10 Gramm KH) ausgleichen, d.h., den Blutzuckerspiegel prä- und postprandial annähernd konstant halten.

▶ Korrekturfaktor (KF)

Rate des Blutzuckerabfalls durch eine Einheit Insulin (z.B. eine Einheit Insulin senkt die Blutglukose um 30 mg/dl; KF = 30)

Als Orientierung für Stoffwechselkorrekturen werden folgende Richtwerte empfohlen (sog. "40-er-Korrekturregel" [36]):

- Blutzuckerabfall pro Einheit Normal- bzw. schnellwirkendes Analoginsulin = 40 mg/dl (2,2 mmol/l)
- Blutzuckeranstieg pro BE = 40 mg/dl (2,2 mmol/l)
- Ca. 30 min sporadische "mittlere" körperliche Belastung erfordert eine BE zusätzlich oder senkt den Blutzucker um ca. 40 mg/dl (2,2 mmol/l)

Auf dieser Grundlage ist für jeden Patienten anhand der gemessenen Blutzuckerwerte ein individuelles Vorgehen zu erarbeiten. Bei schlechtem Stoffwechsel (Blutglukose >270 mg/dl bzw. 15 mmol/l), Infektionen, Fieber u.a. ändern sich die Korrekturfaktoren infolge der reduzierten Insulinempfindlichkeit.

Eine Veränderung des BE-Faktors sollte erfolgen, wenn die postprandialen Blutzuckerwerte wiederholt (mehr als zweimal hintereinander) den Zielwert überschreiten (☞ Tab. 4.1). Ein erhöhter Wert vor der Abendmahlzeit würde z.B. eine Erhöhung des BE-Faktors mittags erfordern. Wird Insulin zur Korrektur erhöhter Blutzuckerwerte im Tagesverlauf erforderlich, so ist auf eine Interferenz mit der vorangegangen Insulininjektion zu achten:

- Normalinsulin: Korrektur erst nach ca. 3 bis 4 Stunden
- Kurzwirksame Insulinanaloga: Korrektur erst nach 2 bis 3 Stunden

Liegen die morgendlichen Blutzuckerwerte nicht im Zielbereich (☞ Tab. 4.1), muss die basale Insulindosierung korrigiert werden. Um nächtliche Hypoglykämien als Ursache eines gegenregulatorischen Blutzuckeranstieges am Morgen (sog. **Somogyi-Effekt** – eher selten) auszuschließen, sollte gegen 02.00 bzw. 03.00 Uhr der Blutzuckerwert kontrolliert werden. Um nächtliche Hypoglykämien zu vermeiden, empfiehlt sich ein höherer Zielwert um 22.00 Uhr (150 mg/dl bzw. ca. 8,5 mmol/l). Bei nächtlichem Insulinmangel sollte die Insulindosis (NPH-Insulin, Basalinsulin) schrittweise um 10 % der Dosis gesteigert werden [36,37].

4.4.2.3. **Insulinpumpen, kontinuierliche subkutane Insulininfusion (CSII)**

Die Therapie mit tragbaren Insulinpumpen stellt eine spezielle Form der intensivierten Insulintherapie dar. Mittels kontinuierlicher Insulininfusion kann das physiologische Muster der Insulinsekretion – ähnlich dem Basis-Bolus-Konzept – besser nachgeahmt werden. Basales und prandiales Insulin werden getrennt voneinander mittels subkutaner Insulininfusion substituiert. Im Gegensatz zur Basis-Bolus-Therapie wird der basale Insulinbedarf nicht durch Verzögerungs- oder Basalinsulin, sondern ausschließlich durch Normalinsulin bzw. kurzwirksame Insulinanaloga abgedeckt (☞ Abb. 4.6). Die **kontinuierliche subkutane Insulininfusion** (**CSII**) stellt die anspruchsvollste und komplexeste Form der Insulintherapie dar, führt zur besten Stoffwechseleinstellung bei niedrigster Hypoglykämierate und hat einen positiven Effekt auf die Lebensqualität [69]. Der besondere Vorteil von Insulinpumpen besteht in einer detaillierten Programmierbarkeit der basalen Insulinversorgung, die eine Berücksichtigung der zirkadianen Rhythmik und damit eine weitgehende Annäherung an physiologische Verhältnisse, gestattet.

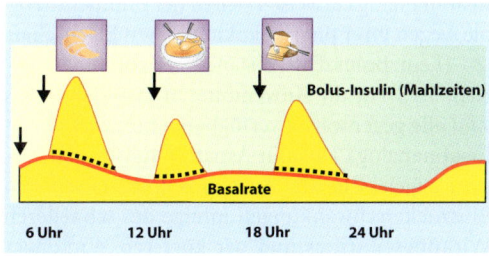

Abb. 4.6: Schematische Darstellung der basalen und mahlzeitenabhängigen Insulinversorgung mittels kontinuierlicher subkutaner Insulininfusion (CSII).

Gewöhnlich sollte dem Einsatz einer Insulinpumpe die intensivierte Insulintherapie vorangehen, damit die Grundprinzipien der Basis-Bolus-Therapie erlernt, verstanden und praktisch umgesetzt werden können. Eine regelmäßige Durchführung der Blutzucker-Selbstkontrolle mit Dokumentation sowie Erfahrungen mit der intensivierten Insulintherapie zählen neben Motivation und Akzeptanz der Pumpentherapie zu den Voraussetzungen [37]. Hier zeigen sich in der Praxis allerdings häufig Defizite. Es besteht immer wieder eine Diskrepanz zwischen (zu hoher) Erwartungshal

tung des Patienten an das technische "Hilfsmittel" einer (kostenintensiven) Insulinpumpe und der erforderlichen eigenen aktiven Umsetzung der Therapie. Aus diesem Grunde sind Indikation und Eignungsvoraussetzungen für eine CSII im Einzelfall sorgfältig zu prüfen. Als klassische Indikation für eine CSII gelten das sog. "Dawn-Phänomen" (☞ Kap. 4.3.) sowie häufige schwere Hypoglykämien. Bei Typ-1-Diabetikern mit unkompliziertem Stoffwechsel bietet der Einsatz einer Insulinpumpe keinen Vorteil gegenüber einer intensivierten Therapie mit kurz- und langwirkenden Insulinanaloga [13]. Es gelten folgende Indikationen für die CSII:

- Therapieziele werden mit der intensivierten Insulintherapie nicht erreicht, insbesondere wird ein morgendlicher Blutzuckeranstieg ("Dawn-Phänomen") nicht verhindert

- Hypoglykämieproblematik (schwere Hypoglykämien, nächtliche Hypoglykämien, Hypoglykämie-Wahrnehmungsstörungen)

- Instabiler Stoffwechsel (sog. *"brittle diabetes"*)

- Niedriger Insulinbedarf infolge hoher Insulinempfindlichkeit mit Hypoglykämieneigung

- Schwangerschaft, möglichst bereits präkonzeptionelle Stoffwechseleinstellung

- Flexibilisierung bei berufsbedingtem unregelmäßigem Tagesablauf

- Diabetesbedingte Folgeerkrankungen (z.B. schmerzhafte sensorische Polyneuropathie, u.a.)

- Patientenwunsch nach mehr Flexibilität und besserer Lebensqualität

Die Entscheidung für eine Pumpenbehandlung hat in jedem Falle der Patient selbst zu treffen. Das dauerhafte Tragen eines technischen Hilfsmittels kann zuweilen ein sog. "Prothesengefühl" vermitteln. Bei einer Paarbeziehung sollte in die Entscheidung auch der Partner eingebunden werden. Das Tragen einer Insulinpumpe macht den Betroffenen auch für das soziale Umfeld erkennbar.

Voraussetzung für eine erfolgreiche Behandlung ist eine intensive **Patientenschulung** (☞ Kap. 4.5) die speziell auf die Anforderungen und Bedürfnisse einer Pumpentherapie ausgerichtet ist. Das umfangreichste, zertifizierte Schulungskonzept stellt das "SUBITO"-Insulinpumpen-Schulungsprogramm dar, das aus 13 Modulen besteht (Übersicht bei [190]. Die Nutzung von Sonderfunktionen der technisch hoch entwickelten Insulinpumpen erfordert ein individuelles Training. Die Pumpentherapie gehört in die Hand des erfahrenen Spezialisten und sollte durch ein Team von Diabetologen und Diabetesberaterinnen in Schwerpunkteinrichtungen erfolgen. Die Betreuung größerer Patientenkollektive ist erforderlich, um die notwendige praktische Erfahrung zu sammeln. Der Start einer Pumpentherapie erfolgt häufig in stationären diabetologischen Einrichtungen.

Als Kontraindikationen für eine Pumpentherapie gelten:

- Unzuverlässigkeit und mangelnde Motivation des Patienten

- Unzureichende intellektuelle Fähigkeiten und fehlendes technisches Grundverständnis

- Psycholabilität

- Alkoholkrankheit und Drogenabhängigkeit

Der **Aufbau von Insulinpumpen** besteht aus einem Motor, der elektronisch gesteuert und überwacht wird, einer Energiequelle (Batterie, Akku) und einem Insulinreservoir (Ampulle oder Kartusche), aus dem Insulin kontinuierlich über einen Teflonkatheter mit Metall- oder Plastikkanüle in subkutanes Gewebe gepumpt wird. Die Pumpen wiegen ca. 88-100 Gramm und können in unterschiedlicher Weise durch spezielle Haltevorrichtungen unauffällig am Körper getragen werden. Die Liegedauer von Kathetern sollte 48 bis maximal 72 Stunden betragen. Ideale Bereiche zur Platzierung der Katheternadeln sind Bauch- und Gesäßregion. Von praktischer Bedeutung ist das stete Wechseln der Einstichstellen.

Die Pumpenmodelle unterscheiden sich in ihrer Ausstattung (Alarmsysteme bei Funktionsstörungen, Hypoglykämie-Warnung u.a.), der Größe (Trend zur weiteren Miniaturisierung) und den technischen Funktionen:

- Neben der Wahl eines **Standardbolus** (= "normaler" kurzer Bolus) besteht die Möglichkeit eines **verlängerten Bolus** (z.B. bei fettreichen Mahlzeiten), wodurch die Hypoglykämiegefahr zu Mahlzeitenbeginn reduziert wird. Auch die Wahl eines "**Kombinationsbolus**" (kurzer und verlängerter Bolus) ist möglich

- Ein **Boluskalkulator** berechnet die erforderliche Insulindosis nach einen Algorithmus

- Programmierung von Interaktionen zwischen Blutzuckermessgerät und Insulinpumpe, so dass Vorschläge von individuellen BE- und Korrekturfaktoren sowie individuelle tageszeitabhängige Bolusvorschläge möglich sind.

Die zukünftigen technischen Weiterentwicklungen (Kopplung an kontinuierlich messende Glukosemonitoring-Geräte, Schnittstellen zwischen Pumpe und "Personal Digital Assistant"-Systeme u.a.) mit komplexen Funktionen [64] werfen die Frage auf, inwieweit die vielfältigen Möglichkeiten im Alltag des Patienten erforderlich und nutzbar sind. Neu in Europa zugelassen sind inzwischen die sog. **Patch-Pumps** (Insulinpumpen ohne Katheter) [64]. Sie sollen die Nachteile der bisherigen Pumpen vermeiden, wie die Notwendigkeit des Einstechens einer Nadel durch den Patienten und die Sichtbarkeit des Katheters (z.B. OmniPod-Pumpe/Firma Insulet).

4.4.2.3.1. Insuline in der Pumpentherapie

Die heutige Qualität der Katheter gestattet die Verwendung nahezu aller humanen Normalinsuline oder kurzwirksamen Insulinanaloga. Die Auswahl erfolgt nach den gleichen Kriterien wie bei der intensivierten Insulintherapie (☞ Kap. 4.4.2.2.3.). Insulinanaloga erweisen sich in der Pumpentherapie wegen ihrer pharmakokinetischen Eigenschaften (kein Bolus-Ess-Abstand) als vorteilhaft (☞ Kap. 3.1). Für die Anwendung in Insulinpumpen sind alle gegenwärtig verfügbaren kurzwirksamen Insulinanaloga (Insulin Aspart, Glulisin und Lispro) zugelassen. Mit Analoginsulinen lassen sich Blutzuckerschwankungen infolge des schnelleren Wirkungseintrittes und der kürzeren Wirkdauer besser steuern. Für die Berechnung des basalen und prandialen Insulinbedarfs gelten die gleichen Prinzipien wie bei der Basis-Bolus-Therapie (☞ Kap. 4.4.2.2.1.)

Der erste und wichtigste Schritt zu Beginn einer Pumpentherapie ist die Ermittlung und Optimierung der Basalrate. In der Praxis hat sich ein standardisiertes Vorgehen nach R. Renner mit einem Umstellungs-Schieber bewährt (☞ Abb. 4.7) [171]. Die Überprüfung und Anpassung der Basalrate erfolgt durch sog. Basalraten-Tests (☞ Kap. 4.4.2.2.2. und Tab. 4.4). Nach Umstellung von einer intensivierten Therapie auf eine CSII ist die Tages-Insulindosis in der Regel um 10 bis 20 % niedriger. Die Dosisreduktion ist hauptsächlich auf eine geringere Basalrate zurückzuführen (☞ Tab. 4.6). In der Praxis ist zu beobachten, dass die Reduktion der Insulindosis unter einer Pumpentherapie umso ausgeprägter ist, je höher der Gesamtinsulinbedarf unter der vorangegangenen intensivierten Therapie war.

Nach Ermittlung der Basalrate erfolgt die Überprüfung des mahlzeitenabhängigen Bolusinsulins und der Korrekturfaktoren nach den gleichen Prinzipien wie bei der intensivierten Insulintherapie (☞ Kap. 4.4.2.2.1.). In der Praxis wird der sog. Standardbolus am häufigsten angewendet. Durch die Nutzung von verlängerten Bolusgaben kann den Resorptionsverhältnissen bei protein- und fettreichen Mahlzeiten mit verzögertem Blutzuckeranstieg besser entsprochen werden. Die richtige Wahl des Mahlzeitenbolus wird am postprandialen Blutzuckerwert nach zwei Stunden beurteilt (<140 mg/dl bzw. 7,8 mmol/l).

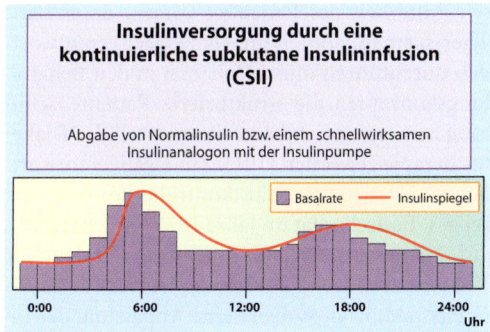

Abb. 4.7: Schätzung des Insulinbedarfs nach Renner (sog. Renner-Schieber).

Wird eine Umstellung von einer CSII auf eine intensivierte Basis-Bolus-Therapie erforderlich, muss die Gesamtinsulindosis gewöhnlich um ca. 10-20 % erhöht werden (Praktisches Vorgehen ☞ Kap. 4.4.2.2.1.).

4.4.2.3.2. Vorteile und Nutzen der CSII

Die Vorteile der Therapie mit Insulinpumpen gegenüber einer intensivierten Insulintherapie mit Mehrfachinjektionen sind in Metaanalysen randomisierter Studien für Typ-1-Diabetiker belegt [87, 144, 145, 207]:

- Optimierung der glykämischen Stoffwechseleinstellung (Verbesserung der HbA$_{1c}$-Werte um 0,55 bis 0,61 % [87, 145]
- Reduktion der Glukosevariabilität im Tagesverlauf mit hohen postpandialen Blutzuckerauslenkungen und den möglichen ungünstigen Effekten auf das Gefäßsystem (Übersicht bei [69])
- Senkung des Hypoglykämie-Risikos [207]
- Verzögerung der Progredienz mikroangiopathischer Komplikationen [2]
- Gewinn an Lebensqualität (Übersicht bei [69])

Die Verbesserung der Stoffwechseleinstellung durch eine Pumpentherapie ist umso ausgeprägter, je ungünstiger die Ausgangssituation war. Bei Patienten mit sehr schlechtem Stoffwechsel kann eine abrupte Normalisierung der Glykämie durch die CSII transitorisch zur Progression einer Retinopathie führen. In diesen Fällen sollte eine "langsame" Stoffwechselnormalisierung angestrebt werden.

Der Einsatz von Insulinpumpen ist in allen Altersgruppen möglich und es liegen ausreichende Erfahrungen im pädiatrischen Bereich und im höheren Lebensalter vor [28, 69, 97]. Gegenwärtig wird die Zahl von Insulinpumpenträgern in Deutschland auf ca. 45.000 geschätzt.

Nachteilig kann bei einer ICSII ein erhöhtes **Ketoazidose-Risiko** sein. Da die Behandlung ausschließlich mit kurz wirkenden Insulinen erfolgt, kann es bei Unterbrechungen der Insulinzufuhr (Pumpen- oder Katheterdefekte) zum abrupten Insulinmangel kommen. Bei der klassischen Basis-

Stoffwechselqualität	ICT vor Umstellung	Dosisvorschlag CSII	
	Gesamtdosis vorher	Dosisänderung	Basalrate
Gut, selten Hypoglykämien	100 %	85-90 %	ca. 45 %
Häufige Hypoglykämien	100 %	65-80 %	ca. 35 %
Schlecht, ohne Hypoglykämien	100 %	100 %	50 %

Tab. 4.6: Vorschläge zur Ermittlung des Insulinbedarfs nach Umstellung von intensivierter Insulintherapie auf eine Insulinpumpe [28, 171].

Bolus-Therapie bietet dahingegen die anhaltende Wirkung von Basalinsulinen einen gewissen Schutz. Eine Ketoazidose kann sich innerhalb weniger Stunden ohne extremen Blutzuckeranstieg entwickeln. **Eine abdominelle Symptomatik mit Übelkeit und Brechreiz bei nur mäßig erhöhten Blutzuckerspiegeln (250 mg/dl bzw. 14 mmol/l) und Ketonurie prägen das Bild einer Ketoazidose unter einer Pumpenbehandlung (Prüfung des Urins auf Azeton/Ketonkörper mit Teststreifen).** Dieser Umstand muss bei der Pumpenschulung besonders berücksichtigt werden. Als Komplikationen sind auch Infektionen an den Katheterinsertionsstellen zu nennen.

4.4.2.3.3. Voraussetzungen für die Verordnung von Insulinpumpen

Insulinpumpen gehören zu den Heil- und Hilfsmitteln. Die Verordnung ist grundsätzlich bei Typ-1-Diabetikern möglich und unterliegt einer strengen Indikationsstellung (☞ Kap. 4.4.2.3.). Vor dem Hintergrund knapper Ressourcen erfolgt häufig eine Prüfung der Verordnung durch den Medizinischen Dienst der Krankenversicherungen (MDK). In einer Stellungnahme des MDK werden folgende Voraussetzungen formuliert: *"Eine Insulinpumpentherapie ist vom Grundsatz her zunächst nur für ausgewählte Patienten mit einem Diabetes mellitus Typ 1 aus allen Altersgruppen möglich, deren Stoffwechsel durch eine ICT mit mehrfach täglicher Insulininjektion trotz Ausschöpfung von deren therapeutischen Möglichkeiten nicht ausreichend gut einstellbar ist"*. In diesem Fall kommt eine Pumpentherapie als Leistung der gesetzlichen Krankenversicherung in Betracht [53]. Die Verordnung einer Insulinpumpe muss nach den gesetzlichen Vorgaben unter Berücksichtigung der MDK-Empfehlungen folgende Voraussetzungen erfüllen, die in den einzureichenden Unterlagen zu dokumentieren sind:

- Nachweis der Notwendigkeit einer Insulinpumpentherapie (Indikationsstellung)
- Begründung, warum Therapieziele mit einer intensivierten Insulintherapie nicht erreichbar sind – Erstellung eines Gutachtens zur **Erprobung der Pumpentherapie**
- Teilnahme an einer Insulin-Pumpenschulung
- Nachweis über die Therapieergebnisse vor und nach Beginn der Erprobungsphase mit der Insulinpumpe

- Es werden Aufzeichnungen des Patienten von **ca. 12 Wochen** über die Ergebnisse mit intensivierter Therapie erwartet. Die Dokumentation muss neben den Blutzuckerwerten auch Angaben zur Insulindosis, den BE-Mengen und zu Besonderheiten (körperliche Aktivitäten, akute Erkrankungen u.a.) enthalten. Mit dieser Dokumentation erbringt der Patient den Nachweis, dass er sich um ein gutes Therapieergebnis bemüht hat und die therapeutischen Möglichkeiten ausgeschöpft wurden.

Im Säuglings- und Kleinkindalter stimmt der MDK einer Insulin-Pumpentherapie auch ohne vorherige intensivierte Insulintherapie zu.

4.5. Patientenschulung – tragende Säule der Diabetestherapie

Eine erfolgreiche Diabetesbehandlung setzt die aktive Mitarbeit des Patienten voraus, da er seine Therapiemaßnahmen im Alltag eigenverantwortlich durchführen muss. Daher ist in den Behandlungskonzepten die strukturierte Patientenschulung zum unverzichtbaren Bestandteil der Diabetestherapie geworden [101]. Zur eigenverantwortlichen Harnzucker-Selbstkontrolle forderte bereits A. Bourchardat im Jahre 1875 seine Patienten auf. Zu gleichen Erkenntnissen kam der deutsche Kinderarzt K. Stolte 1930 an der Universitätsklinik Greifswald. Er postulierte eine Anpassung der Insulindosis (Normalinsulin) auf der Grundlage einer täglichen Harnzucker-Selbstkontrolle bei diabetischen Kindern [6]. Damit war es erstmals möglich, den sonst bis in die kleinste Einzelheit reglementierten Tagesablauf mit starren Ernährungsvorgaben zu durchbrechen und eine verbesserte Lebensqualität zu erreichen.

Der Erfolg einer Insulintherapie ist in erster Linie vom Patienten selbst abhängig, was in der Feststellung der *European Policy Group* 2000 zum Ausdruck kommt: *"Die wichtigste Ressource in der Diabetestherapie ist der Patient selbst"* [49]. Im Wesentlichen ist der Patient 365 Tage im Jahr sein eigener Therapeut. Unter den komplizierten Bedingungen des Alltages muss er die ärztlichen Empfehlungen umsetzen. Das setzt Kenntnisse über die vielfältigen Zusammenhänge von Insulinbedarf, Nahrungsaufnahme, körperlicher Aktivität u.a. Faktoren voraus. Die Effektivität und Bedeutung strukturierter Schulungsprogramme in der Diabetestherapie konnte in Metaanalysen belegt werden [70, 101, 103, 181]. Eine Zusammenfassung und Nutzenbewertung evaluierter Schulungsprogramme, die auch Eingang in die sog. DMP's (*Disease-Management*-Programme) der Krankenkassen gefunden, ist den umfassenden Übersichten von Kulzer und Mitarbeitern [101] sowie Hermanns und Mitarbeitern [70] zu entnehmen. Wichtiger Bestandteil von Schulungs- und Trainingsprogrammen ist der notwendige, konsequente aber auch vernünftige Umgang mit der kostenintensiven Blutzuckerselbstkontrolle.

4.6. Blutzuckerselbstkontrolle (BZSK) bei Typ-1-Diabetes mellitus

Seit Anfang der 1980er Jahre wurde in Deutschland bundesweit die Blutzuckerselbstkontrolle (BZKS) als integraler Bestandteil strukturierter Schulungsprogramme eingeführt [133]. Für den Arzt und Patienten bilden Blutzuckermessungen unter Alltagsbedingungen gleichermaßen die Grundlage, Therapiemaßnahmen und ihre Auswirkung auf den individuellen Lebensstil zu beurteilen und darauf zu reagieren (☞ Tab. 4.7). Die Möglichkeit der Blutzuckermessung motiviert zu Verhaltensänderungen, so dass der Patient eigenverantwortlich und selbständig eine Stoffwechseloptimierung und gute Lebensqualität erreichen und mögliche Folgekomplikationen vermeiden oder verzögern kann.

Gründe für eine Stoffwechselselbstkontrolle:

- Die Variabilität der Insulinresorption aus der Injektionsstelle und individuelle Schwankungen im Tagesrhythmus machen den Blutzuckerverlauf unvorhersehbar
- Basis für die Akutkorrektur ("Primäranpassung") bei hyper- bzw. hypoglykämischen Stoffwechselentgleisungen (Korrektur mit schnellwirksamem Insulin bzw. durch Kohlenhydratzufuhr)
- Grundlage für die Beurteilung und Veränderung von Insulinregimen ("Sekundäranpassung")
- Einschätzung und Vermeidung von Gefahren, wie
  - Erkennen von Hypoglykämien
  - bei körperlicher Anstrengung
  - Sondersituationen (Infekte, Erbrechen, Durchfall, Stress-Situationen u.a.)
- diabetesgerechte Steuerung des Verhaltens (z.B. Essen, Alkoholgenuss)
- Vermittlung von Sicherheit (z.B. beim Autofahren, Freizeitaktivitäten)
- Beruf: Fahrtüchtigkeit (Taxifahrer, Berufskraftfahrer u.a.) und Arbeitsfähigkeit belegen

Tab. 4.7: Bedeutung der BZSK in der Therapie des Typ-1-Diabetes [133].

Die intensivierte Insulintherapie (einschließlich der Therapie mit Insulinpumpen) mit dem Ziel einer normnahen Stoffwechseleinstellung erfordert eine BZSK bei allen Typ-1-Diabetikern. Sie stellt eine diagnostische Maßnahme und keine therapeutische Intervention dar. Sie bildet die Grundlage für die Berechnung der Insulindosis in Relation zur geplanten Aufnahme von Kohlenhydraten. Die Möglichkeit, jederzeit und selbstbestimmt den aktuellen Blutzucker messen zu können, bedeuten Sicherheit und Lebensqualität. Die Motivation zur BZSK lässt sich nicht auf das alleinige Ziel einer kurzfristigen Korrektur des Blutzuckers reduzieren, sondern umfasst vielfältige Aspekte der langfristigen Stoffwechselführung (☞ Tab. 4.7).

4.6.1. Qualitätsanforderungen: Ursachen für Abweichungen und Messfehler

Die BZSK stellt kein konkurrierendes Verfahren zur Blutzuckerbestimmung im Labor dar. In Abhängigkeit von der angewendeten Methode wird es immer systematische Abweichungen zu einer Labormethode geben (☞ Tab. 4.8). Hämatokrit, ph-Wert des Blutes und chemische Störfaktoren (Ascorbinsäure, Paracetamol, Maltose u.a.) können die Testwerte von Blutzuckermesssystemen beeinflussen. Ein erniedrigter Hämatokrit (<30-35 %) führt zu falsch hohen und erhöhte Hämatokritwerte (>45 %) zu falsch niedrigen Blutzuckerwerten [143]. Diesem Umstand muss in Sondersituationen, die mit Veränderungen des Hämatokritwertes einhergehen, Rechnung getragen werden (z.B. Polyzythämie, Situation des Neugeborenen, renale Anämie bei diabetischer Nephropathie). Arzneimittel oder Infusionslösungen, die Maltose, Galaktose oder Xylose enthalten (z.B. Lösungen für Peritonealdialyse), beeinflussen die Blutzuckerwerte.

> Blutzuckermesswerte, die mit herkömmlichen Handgeräten im Rahmen der BZSK erhoben werden, sind vom aktuellen Hämatokritwert abhängig und können beträchtliche Abweichungen nach oben und unten zeigen. Dieser Aspekt ist bei der BZSK in Sondersituationen (Intensivstation, Hämodialyse, beim Neugeborenen, u.a.) zu beachten.

Mit allen gegenwärtig verfügbaren Messverfahren der BZSK wird keine Laborgenauigkeit erzielt, sondern es handelt sich um "Schätzungen". Nach den Vorgaben der FDA und dem internationalen Gütesiegel der Messung, der DIN EN ISO NORM 15197-Norm, gilt als Qualitätsstandard für alle Blutzuckermessgeräte, dass ein maximaler Messfehler von <20 % bei 95 % aller Werte (im eu- und hyperglykämischen Bereich) nicht überschritten werden darf. Das bedeutet, dass die Messergebnisse vom richtigen Blutzuckwert von z.B. 5,5 mmol/l (100 mg/dl), in einem Bereich von 4,5-6,7 mmol/l (80-120 mg/dl) abweichen können. Für niedrigere Werte (<4,2 mmol/l bzw. 75 mg/dl) wird eine Genauigkeit ±15 % gefordert. Nach eigenen Erfahrungen empfiehlt sich in der Praxis eine Qualitätskontrolle (z.B. zweimal pro Jahr) durch parallele

Messung der Glukosekonzentration aus dem **gleichen Blutstropfen** mit dem Messgerät des Patienten und einer Referenzmethode. Über die Güte der Messungen im täglichen Leben, d.h. Aussagen über die Fehler im realen Alltag, gibt es keine Informationen.

Die Richtigkeit eines Blutzuckerwertes hängt weiterhin von der Qualität der Teststreifen sowie von der Güte der Handhabung durch den Patienten ab [92, 98, 197]. In die Qualitätskontrolle sollte deshalb eine Überprüfung der Technik des Messvorganges durch den Patienten einbezogen werden. Der ideale Messpunkt für die Erfassung zeitnaher Blutzuckerwerte ist die Fingerbeere (Hinweise zur Blutgewinnung in Tab. 4.9). Aufgrund der besonders hohen sensiblen Innervation ist es allerdings auch die schmerzempfindlichste Stelle. Jeder zweite Patient bevorzugt deshalb für die Blutentnahme die Seitenflächen der Fingerbeere [62]. Bei der Blutgewinnung an alternativen Körperstellen wie Daumenballen oder Unterarmen lassen sich rasche Veränderungen erst mit einer Verzögerung von ca. einer halben Stunde nachweisen. So können bei Hypoglykämien infolge der adrenergen Gegenregulation und der damit verbundenen reduzierten Hautdurchblutung, falsch hohe Blutzuckerwerte gemessen werden [92]. Allerdings werden alternative Körperstellen zur Blutgewinnung nur von ca. 5 % der Patienten in der Praxis genutzt [62].

- Falsche Handhabung durch den Patienten
  - Schmutzige, feuchte Finger
  - Zuckerrückstände an den Fingern
  - Richtige Körperstelle (Finger vs. Unterarm bei Hypoglykämien)
  - Unzureichende Blutmenge
  - Temperaturdifferenz zwischen Messgerät und Teststreifen (Lagerung)
- Fehler bei der Handhabung von Teststreifen
  - Abgelaufenes Verfallsdatum
  - Falsche Lagerung (Aufbewahrung außerhalb der verschlossenen Teststreifendose)
  - Falsche oder unterlassene Codierung (wenn Codierung erforderlich)
- Einflussfaktoren im Blut
  - Hämatokrit erniedrigt ($<35\,\%$ → falsch hohe Werte)
  - Hämatokrit erhöht ($>45\,\%$ → falsch niedrige Werte)
  - pH-Wert-Abweichungen (Azidose, Alkalose)
  - Medikamentöse Störfaktoren, wie Arzneimittel, Infusionslösungen (Maltose, Galaktose, Xylose, Paracetamol, Ascorbinsäure u.a.)

Tab. 4.8: Fehlerquellen und Störfaktoren bei der Blutzuckerselbstkontrolle [92, 98, 143, 197].

- Warme Hände: Durchblutung fördern durch warmes Wasser, Massieren ect.
- Stechhilfe auf optimale Einstichtiefe einstellen – so wenig Schmerz wie möglich, so viel Blut wie nötig
- Optimale Einstichstelle: seitliche Fingerbeere
- Lanzetten sind Einmalprodukte: Häufige Wiederverwendung reduziert die Silikonbeschichtung und trägt zur schmerzhaften Blutgewinnung bei
- Desinfektion bei der Blutentnahme ist unnötig – ein Minimum an Hygiene aber unerlässlich (Händewaschen reicht häufig aus)

Tab. 4.9: Praktische Hinweise zur Blutgewinnung bei der BZSK.

Gegenwärtig sind mehr als 70 Blutzuckermessgeräte verschiedener Hersteller mit Unterschieden im technischen Standard und Komfort verfügbar. Grundsätzlich können die Gräte in zwei Gruppen eingeteilt werden: Einzelstreifensysteme und integrierte Messsysteme. Beim Einzelstreifensystem werden Teststreifen und Gerät separat voneinander aufbewahrt und vor jeder Messung wird ein neuer Teststreifen in das Gerät eingeführt. Integrierte Systeme arbeiten mit Trommeln, die mehrere Streifen enthalten. Darüber hinaus unterscheiden sich die Geräte in der Notwendigkeit, bei einer neuen Teststreifen-Packung die Spezifität der Teststreifen einer Charge mittels einer Codierung zu prüfen. Dies geschieht entweder manuell durch Eingabe der Codenummer der Teststreifenpackung, mittels eines Codechips oder das System erkennt den Code des Teststreifens beim Einlegen automatisch.

Beim Vergleich von Blutzuckerwerten bei der BZSK und Messwerten in der Praxis ist die Differenz zwischen Venenblut und Kapillarblut aus der Fingerbeere zu beachten. Um eine weltweite Vergleichbarkeit von Messwerten zu ermöglichen, wird von der DDG (Deutschen Diabetes-Gesellschaft) in Übereinstimmung mit der WHO und der IFCC *(Federation of Clinical Chemistry and Laboratory Medicine)* die einheitliche Angabe der Blutzuckerwerte als Plasmawert empfohlen. **Eine Plasmakalibrierung entspricht dem Laborstandard.** Da der Wasseranteil im Vollblut mit 83 % geringer als im Plasma (ca. 95 %) ist, ergibt sich bei vollblutkalibrierten Messgeräten ein bis zu 15 % niedrigerer Blutzuckerwert.

Glukosewerte im Plasma liegen ca. 12 bis 15 % höher als im venösen Vollblut.

4.6.2. Empfehlungen für eine individualisierte Messfrequenz

Die Häufigkeit der BZSK bei Personen mit Typ-1-Diabetes und intensivierter Insulintherapie kann nicht pauschal festgelegt werden. Sie hängt von der Stoffwechselqualität (stabiler vs. labiler Stoffwechseltyp) und den individuellen Besonderheiten im Tagesablauf des Betroffenen ab (☞ Tab. 4.10).

- Stoffwechselcharakteristik (Stabilität vs. Instabilität)
- Ersteinstellung oder Umstellung eines Insulinregimes (Dosistitration)
- Zyklusabhängige Stoffwechselschwankungen (prämenstrueller Anstieg des Insulinbedarfs)
- Neigung zu Hypoglykämien
- Gestörte Wahrnehmung von Hypoglykämien
- Angst vor Hypoglykämen und ihren Konsequenzen
- Gefährdung durch Hypoglykämien im Beruf (Personentransport u.a.) und bei Freizeitaktivitäten
- Wechselnde Tagesrhythmische Aktivitäten (Schichtdienst, Sport u.a.)
- Interkurrente Erkrankungen, fieberhafte Infekte, Harnwegsinfekte u.a.
- Gastrointestinale Infekt mit Erbrechen und Durchfall
- Stoffwechselentgleisungen durch Medikamente (z.B. Glukokortikoide u.a.)

Tab. 4.10: Patientenindividuelle Einflussfaktoren auf die Häufigkeit der BZSK (modifiziert nach [133]).

In den Leitlinien zur Behandlung des Typ-1-Diabetes wird eine viermalige Messung pro Tag, d.h., morgens nüchtern und präprandial vor den Hauptmahlzeiten (bei Anwendung von schnell wirksamen Insulinanaloga zusätzlich vor Zwischenmahlzeiten) sowie vor dem Schlafengehen, vorgeschlagen [116, 133]. Ergänzende Messungen

sollten bei Hypoglykämiesymptomen, aber auch bei Stoffwechselschwankungen infolge von akuten Infekten etc., erfolgen (☞ Tab. 4.11). Ebenso können zusätzliche Messungen bei anstrengenden körperlichen Tätigkeiten, bei sportlichen Freizeitaktivitäten und vor bzw. während des Führens von Kraftfahrzeugen erforderlich sein. Bei hohen Nüchternblutzuckerwerten und Verdacht auf nächtliche Hypoglykämien sollte der Patient eine BZSK zwischen 02.00 bis 03.00 Uhr in der Nacht durchführen.

Ein optimales Stoffwechselergebnis kann ohne Messung postprandialer Blutzuckerwerte, d.h. zwei Stunden nach den Hauptmahlzeiten, nicht erreicht werden. Die postprandialen Blutzuckerspiegel gelten als gleichwertige Therapieziele wie Nüchternzucker- und HbA_{1c}-Werte (IDF-Leitlinien, *European Consensus Statement*) [185]. Da es anscheinend keinen Schwellenwert für diabetesbedingte Komplikationen gibt [48], sollte eine möglichst normnahe Glukoseeinstellung für alle drei Parameter angestrebt werden. Für Blutzuckerwerte zwei Stunden nach den Mahlzeiten wird ein Zielwert von <7,8 mmol/l (140 mg/dl) empfohlen [185]. **Eine postprandiale Blutzuckermessung ist besonders dann erforderlich, wenn bei norm-nahen präprandialen Blutzuckerspiegeln der HbA_{1c}-Wert nicht im Zielbereich liegt oder ansteigt.** In der ersten Analyse der DCCT-Studie *(Diabetes Control and Complication Trial* [48]) wurde die Bedeutung erhöhter postprandialer Blutzuckerwerte für die Progression der Retinopathie überschätzt. Bei vergleichbaren

	BZSK-Häufigkeit		Teststreifen/Quartal
Typ-1-Diabetes	Instabile Glykämie	Stabile Glykämie	
ICT oder Insulinpumpe	4-6 pro Tag	3-5 pro Tag	400-600
Schwangerschaft	6-8 pro Tag		600 und >
Typ-2-Diabetes			
ICT	4-6/2-3 x pro Woche	4/1-2 x pro Woche	200-400
CT	4-6/1-2 x pro Woche	4/1 x pro Woche	100 (>200)
oAD plus Insulin (BOT)	1-6/1 x pro Woche	1-2 Nü-Werte pro Wo. 4 Werte/1 x pro Woche	50-100
Gestationsdiabetes			
ohne Medikation	4 Werte/1-2 x pro Woche		100-200
Insulintherapie	6-8 pro Tag		600 und >

Tab. 4.11: Vorschläge zur Häufigkeit der BZSK in Abhängigkeit vom Diabetestyp und Therapieart (modifiziert nach [116, 133]).

HbA$_{1c}$-Werten hatten Patienten unter einer konventionellen Insulintherapie ein doppelt so hohes Risiko für mikroangiopathische Komplikationen wie intensiviert behandelte Patienten. Während ursächlich postprandiale Blutzuckerschwankungen für die Unterschiede diskutiert wurden, zeigte eine erneute Analyse der DCCT-Daten, dass es sich um einen Artefakt infolge des angewendeten Rechenmodells handelte [105].

Durchschnittlich werden bei einer intensivierten Insulintherapie, einschließlich Insulin-Pumpe, vier bis sieben Blutzuckermessungen pro Tag empfohlen (Übersicht bei [98, 133]), so dass bei der Therapieform ca. 400 bis 600 Blutzuckerteststreifen pro Quartal veranschlagt werden. Während einer Schwangerschaft kann sich der Anteil von erforderlichen postprandialen Blutzuckermessungen erhöhen (ca. 800 Teststreifen/Quartal). Werden bei intensivierten Therapiestrategien (ICT, Insulinpumpen) langfristig weniger als vier Blutzuckerwerte pro Tag gemessen, verschlechtert sich der Stoffwechsel dauerhaft [182]. Eine repräsentative Praxisstudie zeigt allerdings, dass jeder zweite Patient die BZSK nicht regelmäßig durchführt. Als Gründe werden in der Rangfolge genannt: Vergessen, "Kompliziertheit" der Messung im Alltag und ein "unangenehmes" Gefühl in der Öffentlichkeit [62]. Der Nutzen einer BZSK im Hinblick auf Stoffwechselqualität und Hypoglykämien [62] sowie die Prognoseverbesserung von mikro- und makrovaskulären Folgeschäden bei intensivierter Insulintherapie bei Typ-1-Diabetikern ist durch höchste Evidenz belegt [48, 196]

4.6.3. Therapeutische Konsequenzen

Die BZSK ist nur dann sinnvoll, wenn aus den Ergebnissen die notwendigen Konsequenzen gezogen werden, um eine kurz- oder langfristige Verbesserung des Stoffwechsels zu erzielen. Aus diesem Grunde sollten die Blutzuckerwerte **grundsätzlich protokolliert** werden, damit vom Patienten und Therapeuten gemeinsam Entscheidungen hinsichtlich des Insulinregimes, der Kohlenhydratzufuhr und anderen Einflussfaktoren im Alltag, abgeleitet werden können. Die Dokumentation der gemessenen Blutzuckerwerte kann in einem konventionellen Tagebuch oder einer EDV-Datenbank erfolgen. Die Messwerte können auch über eine Schnittstelle direkt aus dem Gerät des Patienten abgelesen werden. Leider ist die Doku-

mentation vielen Patienten, besonders Jugendlichen, lästig, so dass elektronische Möglichkeiten bevorzugt werden. Dabei erfolgt häufig keine "zeitnahe" und adäquate Interpretation der Messergebnisse, so dass aktuelle Schlüsse unterbleiben und ein kontinuierlicher Lern- und Verbesserungsprozess für den Patienten nicht erfolgt. Repräsentativen Praxisumfragen zufolge werden nur von ca. 38 % bis 48 % der Patienten Konsequenzen zur Optimierung der Diabetestherapie oder Motivierung zu Lebensstiländerungen aus den Blutzuckermessungen gezogen [62, 98]. Nach eigenen Erfahrungen gelingt dem Gros der Patienten die Selbstanpassung der Insulintherapie am besten, wenn ein konventionelles Blutzuckertagebuch mit der Dokumentation von aktuellen Blutzuckerwerten, BE-Menge, Insulindosierung und ggf. Anmerkungen zum Tagesablauf (z.B. sportliche Aktivitäten, Infekt u.a.) benutzt wird. Die BZSK muss zum integralen Bestandteil des Selbstmanagements der Stoffwechselführung werden, um Insulin in Abhängigkeit von der Zusammensetzung der Nahrung, der Menge und Art der Kohlenhydrate, der körperlichen Aktivität sowie den tagesrhythmischen Besonderheiten in Beruf- und Freizeit zu dosieren. Es ist das Ziel, hypoglykämische Risiken zu minimieren und gleichzeitig hyperglykämische Phasen zu vermeiden.

> Die Messwerte der BZSK sollten grundsätzlich dokumentiert werden.
> Sie bilden die Basis für das therapeutische Gespräch und machen nur Sinn, wenn durch den Patienten aktuelle Konsequenzen aus den Messwerten gezogen werden.

Mit der Entwicklung und Zulassung der **kontinuierlichen subkutanen Glukosemessung (CGMS)** für die Therapie konnte die Lücke zwischen den punktuellen Messungen der BZSK und aktuellen "Echtzeitmessungen" von Glukosewerten geschlossen werden [194]. Allerdings ist eine sorgfältige Auswahl, Schulung und Aufklärung der Patienten für einen sinnvollen therapeutischen Einsatz der CGMS erforderlich (z.B. bei Insulinpumpentherapie, Aufdeckung von Hypoglykämien bei Wahrnehmungsstörungen u.a.).

5. Insulintherapie im Kindes- und Jugendalter

Die Insulinsubstitution ist die einzig wirksame Therapie für Kinder und Jugendliche mit Typ-1-Diabetes mellitus. Die Behandlung ist unverzüglich nach der Diagnosestellung einzuleiten. Sie ist lebenslang erforderlich und sollte durch ein kinderdiabetologisch erfahrenes Behandlungsteam in spezialisierten ambulanten und stationären Einrichtungen durchgeführt werden [134].

Die Insulinbehandlung erfolgt nach den gleichen Grundsätzen wie für Erwachsenen mit Typ-1-Diabetes mellitus (☞ Kap. 4.4.2.), wobei in den pädiatrischen Therapie-Leitlinien die Besonderheiten und Spezifika für die Altersgruppe von Kindern und Jugendlichen berücksichtigt werden [27, 134]. Die medizinische Betreuung pädiatrischer Patienten zielt neben der normoglykämischen Stoffwechseleinstellung auf eine normale körperliche und psychosoziale Entwicklung mit altersgerechter Leistungsfähigkeit. Deshalb muss die Familie in den Behandlungsprozess einbezogen werden, um Selbständigkeit und Eigenverantwortlichkeit des Patienten zu entwickeln und zu stärken. Eine psychologische Mitbetreuung kann besonders im Pubertätsalter bei jungen Mädchen mit Anzeichen von Essstörungen erforderlich werden. Auch auf ein gezieltes Unterdosieren von Insulin (sog. "Insulin-*purging*") ist bei adoleszenten Mädchen mit Typ-1-Diabetes zu achten.

> *"Kinder sind keine kleinen Erwachsenen"*
>
> Piaget

Die Therapieziele sollten vom Therapeuten gemeinsam mit dem Patienten und den Eltern festgelegt werden. In den ersten Lebensjahren und im Kleinkindesalter sind dabei häufig Kompromisse zwischen Notwendigkeit und Möglichkeiten des Erreichbaren erforderlich. Die medizinische Betreuung umfasst komplexe Maßnahmen:

- Insulintherapie einschließlich Blutzucker-Selbstkontrolle

- Altersadaptierte strukturierte Schulung

- Psychosoziale Betreuung der betroffenen Familien

Die Strategie der Insulintherapie ist für jedes Kind individuell auszuwählen. Eine **konventionelle Insulintherapie** (☞ Kap. 4.4.1.) sollte nur noch in Ausnahmefällen bei Kindern zur Anwendung kommen, wenn aufgrund sehr schlechter Compliance unter intensivierter Insulintherapie ein erhöhtes Risiko für Hypo- und Hyperglykämien besteht. Die konventionelle Insulintherapie setzt einen regelmäßigen Tagesablauf sowie ein striktes Einhalten der Spritzzeiten und des Mahlzeitenregimes voraus. Ein solches unflexibles Therapieregime ist bei den regelhaft variierenden Tagesabläufen vieler Kinder eher ungeeignet. Die überwiegende Mehrheit pädiatrischer Patienten wird mit einer **intensivierten Insulintherapie** nach dem Basis-Bolus-Konzept (☞ Kap. 4.4.2.2.3.) oder mit einer Insulinpumpe behandelt. Als kurzwirksame Insuline kommen sowohl Humaninsulin als auch schnellwirkende Insulinanaloga zur Anwendung (☞ Kap. 4.4.2.2.). Letztere können auch postprandial injiziert werden, was bei der häufig nicht exakt planbaren Nahrungsaufnahme in diesen Altersgruppen von Vorteil ist. Das Hypoglykämie-Risiko lässt sich durch kurzwirksame Insulinanaloga reduzieren [27]. Gegenwärtig wird in Deutschland jeder zweite Patient im Kindes- und Jugendalter mit einem kurzwirkenden und einem langwirkenden Insulinanalogon behandelt (Übersicht bei [96]).

Die intensivierte Insulintherapie mittels **Insulinpumpe** kann in allen Altersstufen vorteilhaft sein und hat sich inzwischen international und in Deutschland als optimale Methode der Insulinsubstitution bei Kindern und Jugendlichen etabliert [28, 97, 134]. Die Erfahrungen in Deutschland belegen eine Verbesserung der Stoffwechseleinstellung bei reduziertem Hypoglykämie-Risiko ohne vermehrtes Ketoazidose-Risiko [61]. Bei sehr jungen Patienten mit geringem Insulinbedarf, hoher Insulinempfindlichkeit mit Hypoglykämieneigung und labilem Stoffwechsel stellt die Therapie mit Insulinpumpen eine wichtige Alternative dar [28, 97]. Auch bei Säuglingen und Kleinkindern gewinnt die CSII infolge der initialen Probleme von Eltern, täglich mehrfach Insulininjektionen beim Kleinkind durchzuführen, zunehmend an Bedeutung [28].

Nach den aktualisierten Leitlinien der Deutschen Diabetes-Gesellschaft der Arbeitsgemeinschaft pädiatrische Diabetologie (AGPD) gelten folgende Indikationen für eine Umstellung auf eine Insulinpumpentherapie bei Kindern und Jugendlichen [134]:

- Neugeborene, Säuglinge und Kleinkinder im Vorschulalter
- Bei ausgeprägter Hyperglykämie in den Morgenstunden ("Dawn"-Phänomen; ☞ Kap. 4.2.)
- Schwere Hypoglykämien, rezidivierende und nächtliche Hypoglykämien trotz intensivierter Insulintherapie
- Stoffwechselziele werden mit intensivierter Insulintherapie nicht erreicht
- Große Fluktuationen des Blutzuckers unabhängig vom HbA_{1c}-Wert
- Wunsch nach Verbesserung der Lebensqualität
- Kinder mit Nadelphobie
- Beginnende diabetische Folgeschäden
- Leistungssportler
- Schwangerschaft bei Jugendlichen – idealerweise bereits präkonzeptionelle Stoffwechseleinstellung

Der Einsatz einer Insulinpumpentherapie in der Pädiatrie ist eine individuelle Entscheidung, die eine Akzeptanz von Kindern und Eltern gleichermaßen erfordert. **Eine Verordnung ist ohne vorherige Zustimmung des MDK möglich.**

Der Insulinbedarf bei Kindern und Jugendlichen unterliegt alters- und wachstumsabhängigen Veränderungen [96]:

- Er kann zum **Manifestationszeitpunkt** in Abhängigkeit vom Ausmaß der initialen Stoffwechselentgleisung (Hyperglykämie, Ketoazidose) und der Dehydratation relativ hoch sein und ca. 1,5 bis 2,5 I.E./kg KG betragen. Ein niedriger Insulinbedarf besteht bei leichten Manifestationsformen mit geringgradiger Dehydratation (0,5 bis 1,0 I.E./kg KG)
- Mit Beginn der **Remissionsphase** kann die erforderliche Insulindosis in Abhängigkeit von der endogenen Restsekretion weniger als 0,5 I.E./kg KG betragen. Diese Periode, die durch eine sehr gute Stoffwechseleinstellung mit geringen Fluktuationen der Blutzuckerspiegel einhergeht, wird als **"partielle temporärer Remission"** be-

zeichnet. Sie dauert regelhaft ca. 6 Monate, selten länger als ein Jahr an.

- **Vor der Pubertät** liegt der durchschnittliche Insulinbedarf zwischen 0,8 und 1,0 I.E./kg KG.
- **Während der Pubertät** steigt der Insulinbedarf infolge der hormonellen Umstellung während der Wachstums- und Entwicklungsprozesse und der Sexualreife kontinuierlich an. Die gesteigerte Sekretion kontrainsulinärer Hormone (Wachstumshormon, Sexualhormone, Kortikosteroide u.a.) ist Ursache einer zunehmenden Insulinresistenz, so dass der Insulinbedarf auf 1,0 bis 1,4 I.E./kg KG ansteigt.
- **Nach der Pubertät** sinkt der Insulinbedarf auf ca. 1,0 I.E./kg KG ab, um etwa zum 20. Lebensjahr den Tagesbedarf von ca. 0,6- 0,7 I.E./kg KG des Erwachsenen mit Typ-1-Diabetes zu erreichen.

Fester Bestandteil der Diabetestherapie ist die strukturierte und altersadäquate Diabetesschulung für Kinder und Jugendliche sowie ihrer Eltern [107]. Die Schulungsangebote enthalten alltagstaugliche Informationen für die Umsetzung individueller Therapieziele und sind darauf ausgerichtet, dem Betroffenen trotz der chronischen Erkrankung eine normale, altersgerechte Entwicklung zu ermöglichen. Neben der Vermittlung von Therapiekonzepten soll gleichzeitig das Selbstmanagement der Familien gefördert werden. Zur Schulung von Kindern, Jugendlichen und Eltern liegen evaluierte Schulungsprogramme vor (Übersicht bei [108]):

- **Für Schulkinder:** Diabetes bei Kindern. Ein Behandlungs- und Schulungsprogramm [83]
- **Für Jugendliche:** Diabetes bei Jugendlichen: Ein Schulungsbuch [108]
- **Für Eltern:** Kinder und Jugendliche: Kinder und Jugendliche mit Diabetes. Medizinischer und psychologischer Ratgeber [84]

Hinsichtlich der metabolischen Ziele wird nach Kordonouri [96] von den meisten pädiatrischen Diabeteszentren ein **HbA_{1c}-Wert unter 7,5 %** als optimales (und realistisches!) Therapieziel für Kinder und Jugendliche angesehen, das ohne ein gesteigertes Risiko für Hypoglykämien besteht.

Auf die Therapie des **Typ-2-Diabetes mellitus bei Kindern und Jugendlichen** sowie bei besonderen Diabetesformen dieser Altersgruppen *(Maturity-*

Onset Diabetes of the Young u.a.), die primär nicht insulinbedürftig sind, wird an dieser Stelle nicht eingegangen, sondern auf die entsprechenden Leitlinien verwiesen [134]. Es werden 4 bis 5 % der Manifestationen im Alter zwischen 11 bis 18 Jahren dem Typ-2-Diabetes zugeordnet [75]. Dabei handelt es sich zumeist um ausgeprägt adipöse Jugendliche mit Überwiegen des weiblichen Geschlechtes.

6. Typ-1-Diabetes mellitus und Schwangerschaft

Eine Schwangerschaft bei Typ-1-Diabetes stellt eine Hochrisikokonstellation für Mutter und Kind dar (☞ Tab. 6.1). In der Vorinsulinära war die Schwangerschaft bei einer Diabetikerin ein seltenes Ereignis. Die mütterliche Sterblichkeit lag bei ca. 50 %, die perinatale Mortalität bei 80 %. Während in den 60er Jahren die perinatale Mortalität noch immer ca. 20 % betrug, konnten Mortalität und Morbidität von Mutter und Kind in den vergangenen Jahrzehnten drastisch gesenkt werden. Entscheidend für die Verbesserung der Prognose war eine optimale Betreuung schwangerer Diabetikerinnen. Das setzt eine interdisziplinäre Zusammenarbeit von Diabetologen, Geburtshelfern, Ophthalmologen, Neonatologen und Diabetesberaterinnen voraus. Diese interdisziplinäre Zusammenarbeit ist nur in ausgewiesenen Zentren gewährleistet, die über die geforderte Struktur- und Ergebnisqualität verfügen.

Für die Mutter
• Verschlechterung des Stoffwechsels
• Hypoglykämiegefahr bei Hyperemesis gravidarum
• Gestose und Eklampsie
• Abortneigung (15 %)
Für das Kind
• erhöhte Frühgeburtenrate
• Makrosomie
• Missbildungen
• Plazentainsuffizienz
• Hydramnion
• postnatales Atemnotsyndrom
• neonatale Hypoglykämie, Hyperbilirubinämie
• erhöhte perinatale Mortalität (2-4 %)

Tab. 6.1: Wichtige kindliche und mütterliche diabetesabhängige Komplikationen.

Ursache der kindlichen Morbidität und Mortalität ist eine unzureichende Stoffwechseleinstellung der Mutter. Die Hyperglykämie während der Zeit der Embryogenese ist von großer Bedeutung für das Missbildungsrisiko, wie bereits in den 80er Jahren nachgewiesen werden konnte (☞ Abb. 6.1). Durch eine optimale Betreuung, möglichst bereits prä-

konzeptionell, können die mütterlichen und kindlichen Risiken in den Bereich nicht-diabetischer Schwangerer gesenkt werden (☞ Tab. 6.2).

* Optimierung der Diabeteseinstellung → normnahe Stoffwechseleinstellung
* Normalisierung des Blutdrucks
* Kontrolle des Augenhintergrundes und Behandlung visusbedrohender Retinopathien
* Kontrolle der Nierenfunktion
* Intensive Schulung hinsichtlich der diabetischen Schwangerschaft, Ernährung sowie
* Blutglukose-Selbstkontrolle und -Korrektur

Tab. 6.2: Empfehlungen zum präkonzeptionellen Management.

Diabetikerinnen im reproduktiven Alter mit einem Kinderwunsch sollten über die Vorteile einer geplanten Schwangerschaft mit entsprechender präkonzeptioneller Stoffwechseloptimierung aufgeklärt werden. Wenigstens zwei Monate vor Eintritt einer Schwangerschaft sollte eine adäquate Diabeteseinstellung erreicht sein (☞ Tab. 6.3). Der Diabetes mellitus per se stellt keine Indikation für eine vorzeitige Entbindung dar. Vielmehr sollte sich die individuelle Festlegung des Geburtstermins so nah als möglich am errechneten Termin orientieren. Im Interesse von Mutter und Kind ergeben sich bei Diabetikerinnen folgende Grundforderungen für die medizinische Betreuung:

Normoglykämische Stoffwechseleinstellung bereits zum Zeitpunkt der Konzeption und während der gesamten Schwangerschaft.
Multidisziplinäre Betreuung und individuelle Festlegung des Geburtszeitpunktes so nah wie möglich am errechneten Termin.

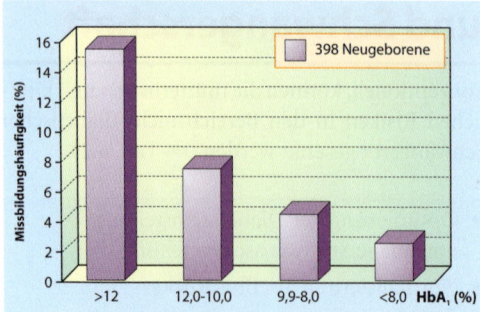

Abb. 6.1: Missbildungshäufigkeit bei 398 Neugeborenen von Typ-1-Diabetikerinnen in Abhängigkeit von der Stoffwechselqualität (HbA$_1$-Wert) in der 12. Schwangerschaftswoche [42].

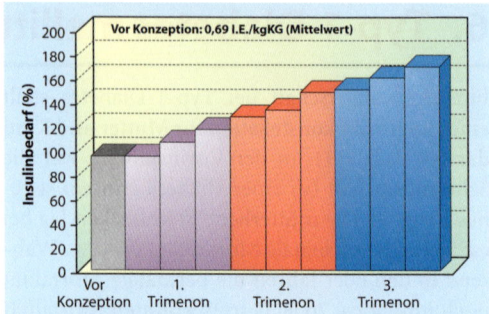

Abb. 6.3: Veränderungen des Insulinbedarfs bei 23 schwangeren Typ-1-Diabetikerinnen (Alter 19-33 Jahre) (Eigene Beobachtungen im Zentrum für Diabetes und Stoffwechselkrankheiten, Berlin 1991).

6.1. Stoffwechselveränderungen und Insulinbedarf während der Schwangerschaft

Graviditätsbedingte Stoffwechselveränderungen sind vorwiegend hormoneller Genese. Im ersten Trimenon verbessern sich die Insulinsensitivität und Glukosetoleranz unter dem Einfluss von Choriogonadotropin HCG, so dass der Insulinbedarf abfallen kann. Eine erhöhte Hypoglykämie-Neigungen ist zu beachten. Im 2. und 3. Trimenon entwickelt sich infolge einer gesteigerten Sekretion der kontrainsulinären Plazentahormone Progesteron, HPL und Östriol eine Insulinresistenz, die besonders im letzten Schwangerschaftsdrittel ausgeprägt ist. Die HPL-Spiegel können um das Dreifache ansteigen (☞ Abb. 6.2). Die veränderte Insulinempfindlichkeit spiegelt sich in einem ansteigenden Insulinbedarf während des Schwangerschaftsverlaufes wider (☞ Abb. 6.3).

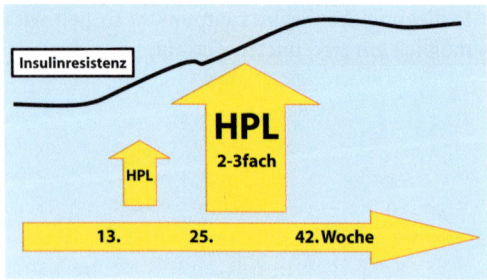

Abb. 6.2: Beziehung zwischen Insulinresistenz und Sekretion von humanem Plazentalaktogen (HPL) im Verlauf der Schwangerschaft.

6.2. Therapiemodelle während der Schwangerschaft

Die Kunst der Insulintherapie während der Schwangerschaft besteht in der Anpassung der Therapie an den sich ständig verändernden und steigenden Insulinbedarf im Schwangerschaftsverlauf. Das lässt sich nur durch eine intensivierte Insulintherapie oder mittels Insulinpumpenbehandlung erreichen. Die Insulintherapie ist so durchzuführen, dass eine **normoglykämische Stoffwechselführung** über den gesamten Schwangerschaftsverlauf gesichert wird. Dabei sind kapilläre Blutzuckerwerte zwischen 60 und 120 mg/dl (ca. 3,3 bis 6,7 mmol/l) anzustreben (☞ Tab. 6.3). Die mittleren Blutglukosewerte im Tagesverlauf sollten einen Wert von 100 mg/dl (5,5 mmol/l) nicht überschreiten. Werte über 140 mg/dl (7,8 mmol/l) erfordern eine konsequente Therapiekorrektur. Mindestens 6 bis 8mal am Tag empfiehlt sich eine Blutzucker-Selbstkontrolle unter Einbeziehung postprandialer Werte (☞ Kap. 4.6.2. und Tab. 4.11). Der HbA$_{1c}$-Wert sollte im unteren Normbereich liegen (<6,0 %).

Das praktische Vorgehen bei intensivierter Insulintherapie erfolgt nach den gleichen Prinzipien wie außerhalb der Schwangerschaft (☞ Kap. 4.4.2.). Eine Umstellung auf eine Pumpentherapie ist nicht grundsätzlich erforderlich, aber hinsichtlich der Anpassung des basalen Insulinbedarfs vorteilhaft. Da langwirkende Insulinanaloga gegenwärtig während einer Schwangerschaft nicht eingesetzt werden können, stellt die Insulinpumpe eine Alternative zur Optimierung der basalen Insulinversorgung dar (Übersicht bei [69]). Grundsätzlich ist die Indikation gegeben, wenn Therapieziele mit einer intensivierten konventionellen Insulinbehandlung nicht erreicht werden.

HbA$_{1c}$	<6,0 %
Mittlere Blutglukose (BG)	100 mg/dl (5,5 mmol/l)
Werte im Tag-Nachtprofil	60-120 mg/dl (3,3-6,7 mmol/l)
Nüchtern-Blutzucker	60-90 mg/dl (3,3-5,0 mmol/l)
1 h postprandial	<140 mg/dl (7,8 mmol/l)
2 h postprandial	<120 mg/dl (6,7 mmol/l)
Nachtwerte (02.00- 03.00 Uhr)	<60 mg/dl (3,3 mmol/l)

Tab. 6.3: Ziele der Stoffwechseleinstellung bei Diabetes mellitus während der Schwangerschaft.

Ab dem 2. Trimenon steigt der Insulinbedarf kontinuierlich an (☞ Abb. 6.3). Zum Ende der Schwangerschaft kann die doppelte Insulindosis erforderlich sein. Der Mehrbedarf an Insulin betrifft das basale und prandiale Insulin. Ein abruptes Absinken der erforderlichen Insulindosis kann ein Hinweis auf eine Wachstumsretardierung des Feten sein. Im letzten Schwangerschaftsdrittel steigt häufig der basale Insulinbedarf in den frühen Morgenstunden an, was an erhöhten Blutzucker-Nüchternwerten ablesbar ist. Der Vorteil einer Insulinpumpenbehandlung wird hier offensichtlich, da durch Programmierung der Basalrate der Insulinmangel einfacher auszugleichen ist als durch NPH-Insulin. Wird bei drohender Frühgeburt eine Behandlung mit Betamethason zur Stimulation der Lungenreife erforderlich, kann der Insulinbedarf sprunghaft ansteigen. Eine Dosisanpassung sollte bereits 5 Stunden nach der Glukokortikoidgabe für die nachfolgenden 5 Tage unter häufiger Blutzuckerkontrolle erfolgen. Die Tagesdosis sollte am ersten Tag um ca. 25 % und an den nachfolgenden 2 Tagen um 40 % gesteigert werden, um vom 4. Tag an eine schrittweise Reduktion vorzunehmen [118]. Bereits unmittelbar vor Einsetzen der Wehentätigkeit sinkt der Insulinbedarf, um nach der Entbindung abrupt abzufallen. Der endgültige Insulinbedarf lässt sich häufig erst ca. drei Wochen postpartal ermitteln. Er kann teilweise

niedriger sein als vor der Schwangerschaft. Während der Stillperiode sinkt der Insulinbedarf gewöhnlich um ca. 10 % ab. Das Stillen ist auch für Kinder von Typ-1-Diabetikerinnen die optimale Ernährung und sollte gefördert werden. Nach eigenen Erfahrungen besteht keine Korrelation zwischen Stoffwechselqualität und der Blutzuckerkonzentration der Muttermilch, d. h., auch bei hohen mütterlichen Blutzuckerwerten ist die Glukosekonzentration der Muttermilch nicht erhöht [155].

6.3. Insulinanaloga während der Schwangerschaft

Während einer Schwangerschaft sind grundsätzlich Humaninsuline die Therapie der Wahl. Zu den langwirksamen Insulinanaloga (Determir, Glargin) ist die gegenwärtige Datenlage unzureichend, so dass ihre Anwendung nicht empfohlen wird. Für die kurzwirksamen Insulinanaloga Aspart und Lispro liegen inzwischen ausreichende klinische Erfahrungen vor [119, 147, 212], während über die Anwendung von Glulisin während der Schwangerschaft gegenwärtig keine Aussagen möglich sind.

Die Zurückhaltung gegenüber den kurzwirkenden Insulinanaloga während der Schwangerschaft bzw. bei präkonzeptionell bekanntem Diabetes mellitus wurde mit der Möglichkeit eines erhöhten teratogenen Risikos begründet. Die gegenwärtige Datenlage schließt einen solchen Verdacht aus [119, 147, 212]. Ein weiterer Grund für die Unbedenklichkeit besteht darin, dass Insulin und kurzwirksame Insulinanaloga die Plazenta-Schranke nicht passieren können, so dass eine Einwirkung auf den fetalen Organismus ausgeschlossen ist [14].

Darüber hinaus ist mit kurzwirksamen Insulinanaloga eine bessere Absenkung des postprandialen Blutzuckeranstieges bei geringerem Hypoglykämie-Risiko möglich. Das erleichtert das Einhalten der für die Schwangerschaft strengeren Blutzucker-Ziele besonders mit Hinblick auf das Erreichen von kapillären Postprandialwerten möglichst von unter 120 mg/dl (6,7 mmol/l). Im Vergleich zu Humaninsulin konnten bei schwangeren Typ-1-Diabetikerinnen mit Insulin Aspart die Häufigkeit nächtlicher und schwerer Hypoglykämien sowie die postprandialen Blutzuckerspiegel bei größerer Therapiezufriedenheit und gleichem Schwangerschaftsergebnis reduziert werden [119].

Nach dem gegenwärtigen Kenntnisstand kann eine bisherige Therapie mit den Insulinen Aspart und Lispro in der Schwangerschaft fortgesetzt werden, ohne dass ein Gesundheitsrisiko für Mutter und Kind besteht. Auch präkonzeptionell sind kurzwirkende Insulinanaloga bei intensivierter Insulintherapie unbedenklich einsetzbar.

7. Akute Stoffwechselkomplikationen

7.1. Präkoma und Coma diabeticum

Insulinmangel ist die Ursache von ketoazidotischen Stoffwechselentgleisungen bei Typ-1-Diabetes mellitus. Die schwerste Form der Ketoazidose mit Bewusstseinsverlust stellt das **Coma diabeticum** dar. Der Begriff **Präkoma** fasst Vorstufen mit unterschiedlicher Beeinträchtigung des Bewusstseins zusammen Die Häufigkeit der Ketoazidose im Rahmen einer Diabetesmanifestation hat sich in den vergangenen 10 Jahren nicht verändert und liegt bundesweit mit 19 % sehr hoch [94]. Beim Gros der Betroffenen handelt es sich um Kleinkinder unter 5 Jahren und ältere Schulkinder. Für den praktischen Alltag ist somit das "rechtzeitige daran denken" nach wie vor wichtig.

Während das ketoazidotische Koma bei Typ-1-Diabetikern auftritt, ist davon das nicht-ketoazidotische **hyperosmolare Koma** als Sonderform des diabetischen Koma zu unterscheiden. Es tritt bei Typ-2-Diabetikern auf, zumeist im fortgeschrittenen Alter. Bei diesen Patienten besteht nur ein relativer Insulinmangel. Die noch vorhandene Insulinreserve reicht zur Lipolysehemmung aus, so dass eine metabolische Azidose verhindert wird. Dahingegen entwickelt sich eine exzessive Hyperglykämie mit Blutzuckerwerten von 600 bis zu 1000 mg/dl (33,6-56 mmol/l). Die Hyperosmolarität bedingt eine erhebliche Dehydratation, die zu begleitenden neurologischen Symptomen bis hin zur Bewusstlosigkeit führen kann. Eine progrediente Dehydratation kann zum Volumenmangelschock und akutem Nierenversagen führen.

Als häufigste Ursachen einer ketoazidotischen Stoffwechselentgleisung sind zu nennen:

- Erstmanifestation eines Typ-1-Diabetes mellitus
- Unangemessene Reduktion der Insulindosis; Katheterdefekt bei Insulin-Pumpenbehandlung
- Insulinresistenz mit steigendem Insulinbedarf infolge Infektionskrankheiten, Operationen, Traumata u.a.

Die Symptome und das klinische Bild der ketoazidotischen Stoffwechselentgleisung sind vielfältig und werden durch die hypertone Dehydratation, die Serumosmolarität und das Ausmaß der metabolischen Azidose bestimmt. Bei jugendlichen Diabetikern kann eine "Pseudoperitonitis diabetica" ein akutes Abdomen vortäuschen. Die sog. "Kußmaul'sche Atmung" (vertiefte Atmung als Folge der metabolischen Azidose) spricht bereits für einen schweren ketoazidotischen Zustand. Weiterhin bestimmt der Grad der Bewusstseinseinschränkung den Übergang vom Präkoma zum komatösen Vollbild. Eine diabetische Ketoazidose entwickelt sich schneller (bereits innerhalb von Stunden) als ein hyperosmolares Koma.

> **Diabetische Ketoazidose [37] =**
> - Blutzuckerspiegel >300 mg/dl bzw. 16 mmol/l
> - Glukosurie >2 % und Ketonurie
> - pH-Wert <7,3, Standardbikarbonat <15 mmol/l, BE −20 mmol/l

Die Ketoazidose und das Coma diabeticum werden durch folgende Veränderungen und Symptome charakterisiert [37, 159]:

- Allgemeinsymptome wie Durst, Leistungsknick, Müdigkeit, Schwäche, Unruhe, Kopfschmerzen
- Polyurie und Polydipsie
- Flüssigkeitsverlust mit Kollapsneigung und Hypotonie
- Zeichen der Dehydratation: trockene gerötete Haut (Vasodilatation), abhebbare Hautfalten, weiche Bulbi, Muskelkrämpfe
- Gastrointestinale Symptome: Inappetenz, Übelkeit, Erbrechen, "Pseudoperitonitis diabetica"
- Vertiefte Atmung, Azetongeruch, "Kußmaul'sche Atmung"
- Neurologische Ausfälle, herabgesetzte Reflexe, Bewusstseinseinschränkung bis hin zum Koma
- Elektrolytverlust, Hypokaliämie, ggf. mit Herzrhythmusstörungen
- Im fortgeschrittenen Stadium Volumenmangelschock, Oligurie oder Anurie

7.1.1. Therapie

Die Diagnose wird anhand des klinischen Bildes sowie durch Messung des Blutzuckers und der Ketonkörper im Urin gestellt (Schnelldiagnostik mittels Teststreifen). Jedes diabetische Koma ist ein akuter Notfall, erfordert schnelles Handeln und sollte grundsätzlich in der Klinik auf einer Intensivstation behandelt werden. In der ambulanten Praxis sind nach Sicherung der Diagnose vor dem Transport in die Klinik folgende Maßnahmen erforderlich:

- Anlegen einer intravenösen Infusion mit physiologischer Kochsalzlösung (Geschwindigkeit ca. 1000 ml/h)

- Die Insulintherapie erfolgt in der Regel erst in der Klinik, ggf. Injektion von 8-10 I.E. Normalinsulin intramuskulär

Die Therapie auf der Intensivstation zielt auf einen adäquaten Flüssigkeits- und Elektrolytersatz, Korrektur der Azidose und eine ausreichende Insulinsubstitution. Die Normalisierung des Stoffwechsels hat langsam (Blutzuckerabfall pro Stunde ca. 54 mg/dl bzw. 3 mmol/l) über 48 Stunden zu erfolgen, um ein Dysäquilibrium-Syndrom zu vermeiden. Reghydrierende Maßnahmen senken die Blutglukose bereits um ca. 40-70 mg/dl (2,2-3,9 mmol/l). Beim hyperosmolaren Koma stehen die rasche Rehydratation mit physiologischer Kochsalzlösung und Kaliumsubstitution im Vordergrund. Je nach individueller Situation sind folgende Therapiemaßnahmen erforderlich [37, 40]:

▶ Rehydratation

- Initial 1000 ml/h physiologische Kochsalzlösung, nach Bedarf und zentralem Venendruck 4-6 Liter in den ersten 24 Stunden

- Bei Serum-Natrium >150 mmol/l 1-2 Liter NaCl-Lösung 0,45 %

▶ Kaliumsubstitution

- Serumkalium >5,5 mmol/l: keine Substitution

- Serumkalium 3,5-5,5 mmol/l: Zugabe von 20 mval KCl pro Liter Infusionslösung

- Serumaklium <3,5 mmol/l: Zugabe von 40 mval pro Liter Infusionslösung

▶ Azidosekorrektur

- Bei pH-Wert <7,0: Zufuhr von 50-100 mval Natriumbikarbonat bis ein pH-Wert von 7,0 erreicht wird

▶ Insulinsubstitution

- Initial wegen der Resorptionsstörung keine subkutane Insulinzufuhr !

- Initialbolus von 10-20 I.E. i.v. – anschließend kontinuierliche Insulininfusion von ca. 0,1 I.E./kg KG über 6 Stunden mit dem Ziel der Blutzuckersenkung auf 250 mg/dl (14 mmol/l)

- Bei Werten von <250 mg/dl (14 mmol/l) Anpassung der Insulindosis (Zielwerte <200 mg/dl bzw. 11,2 mmol/l) und Umstellung auf eine 5 %ige Glukoseinfusion

- Fortsetzung der Therapie mit subkutanen Insulininjektionen – auf ausreichende Überlappung achten

Trotz aller Therapiefortschritte in der Intensivmedizin ist die Letalität des Coma diabeticum noch immer hoch, so dass unverzüglich nach Diagnosestellung eine notfallmäßige Einweisung in eine Klinik zu erfolgen hat.

7.2. Hypoglykämie

7.2.1. Definition, Symptomatik und Schweregrade

Hypoglykämien zählen zu den wichtigsten akuten Stoffwechselkomplikationen einer Therapie mit Insulin oder insulinotrophen oralen Antidiabetika. Die Situation erfordert eine rasche, sichere Diagnostik mit unverzüglichem therapeutischen Handeln, da schwere Hypoglykämien bei Typ-1- und Typ-2-Diabetikern mit einem hohen Mortalitätsrisiko vergesellschaftet sind [51, 106]. **Definitionsgemäß wird die Diagnose durch die Blutzuckermessung gesichert,** da es keine hypoglykämiespezifischen Symptome gibt und deren Wahrnehmung häufig falsch interpretiert werden kann [37].

Hypoglykämie =
Blutzuckerabfall unter 50 mg/dl (2,8 mmol/l), der mit oder ohne Symptomatik einhergeht [37]

Der in den Leitlinien der Deutschen Diabetes-Gesellschaft festgelegte Schwellenwert für Glukose (<50 mg/dl bzw. 2,8 mmol/l) wird durchaus kritisch diskutiert und als zu niedrig beurteilt [41, 131]. Da die Festlegung der Hypoglykämie anhand einer exakten Glukosekonzentration auch für die Beurteilung von Medikamenten in Studien von Bedeutung ist, wurde von der FDA eine Arbeitsgruppe der Amerikanischen Diabetes-Gesellschaft (ADA) mit einer verbindlichen Definition beauftragt [85]. Eine Zusammenfassung der Ergebnisse ist der Tab. 7.1 zu entnehmen.

- Hypoglykämie wird definiert durch die unterste Glukoseschwelle, bei der eine hormonelle Gegenregulation bei **Nicht-Diabetikern** beginnt
- Die „klinische" Manifestation der Gegenregulation ist das Ergebnis von
  - Stimulation des sympatikoadrenergen Systems
  - Auftreten einer konginitiven Dysfunktion
- **Hypoglykämie = Glykämieschwelle der hormonellen Gegenregulation = ca. 60 mg/dl bzw. 3,5 mmol/l Kapillarblut**
- Problem: Dynamik der Glykämieschwelle (Einfluss durch Stoffwechselqualität, Diabetes-Dauer, Hypoglykämie-Wahrnnehmungsstörung u.a.)

Tab. 7.1: Definition der Hypoglykämie der Amerikanischen Diabetes-Gesellschaft [41, 85].

Die Ausprägung klinischer Symptome wird durch das Ausmaß und die Geschwindigkeit des relativen Blutzuckerabfalls (Höhe des Ausgangsblutzuckers!) und durch die hormonelle Gegenregulation bestimmt (☞ Tab. 7.2). Hypoglykämische Symptome können auch beim raschen Blutzuckerabfall von einer ausgeprägten Hyperglykämie auf normale Werte auftreten. So werden von Patienten nach vorangegangener schlechter Stoffwechseleinstellung und Intensivierung der Therapie nach Erreichen norm-naher Blutzuckerwerte temporär Hypoglykämie-Symptome angegeben. Die Fähigkeit zur Wahrnehmung von Symptomen verändert sich im Laufe des Lebens und hängt von der aktuellen Stoffwechseleinstellung ab. Bei strikter norm-naher Blutzuckereinstellung und vorangegangenen Hypoglykämien können Unterzuckerungen anders wahrgenommen werden als bei schlechter Stoffwechseleinstellung.

Vegetativ
• Hunger ("Heißhunger")
• Schwitzen
• Kopfschmerzen
• Müdigkeit
• Tremor
• Tachykardie

Psychisch
• Unruhe
• Desorientiertheit
• Verstimmung
• Verwirrtheit
• Automatismus

Neuroglykopenisch
• Parästhesien
• Sprachstörungen
• Sehstörungen
• Pupillenstörungen
• Koordinationsstörungen
• Reflexanomalien
• Paresen
• Krampfanfälle
• Bewusstlosigkeit

Tab. 7.2: Übersicht von Hypoglykämie-Symptomen [159].

Schweregrand und Symptomatik der Hypoglykämie werden durch den zerebralen Glukosemangel und durch die hormonellen Gegenregulation bestimmt (Übersichten bei [102, 115]). Bei älteren Patienten äußern sich Hypoglykämien häufig atypisch in Form von Verhaltensstörungen oder "Verwirrtheitszuständen" (☞ Kap. 11.). Aus eigener Erfahrung sei auf die Schwierigkeit der Differentialdiagnostik bei der eher seltenen Koinzidenz von Typ-1-Diabetes und epileptischem Anfallsleiden hingewiesen.

Eine Einteilung ist nach klinischen Gesichtspunkten möglich und kann Grundlage für das therapeutische Vorgehen in Abhängigkeit vom Schweregrad sein:

▶ Schwere Hypoglykämie

Ausgeprägte Symptomatik, Bewusstseinseinschränkung bzw. Bewusstlosigkeit. Fremdhilfe ist erforderlich (Notaufnahme Klinik), intravenöse

Glukosegabe (20-40 %ige Lösung; 20 Gramm und mehr) oder intramuskuläre oder subkutane Injektion von 1 mg Glukagon, ggf. Wiederholung nach 15 Minuten.

▶ Leichte Hypoglykämie

Blutzucker <50 mg/dl (2,8 mmol/l) mit Symptomen (☞ Tab. 7.2), Selbstbehandlung möglich (orale Aufnahme von ca. 20-30 Gramm von rasch resorbierbaren Kohlenhydraten, wie Traubenzucker, Haushaltszucker, handelsübliche Fruchtsäfte, Colagetränke u.a.)

▶ Asymptomatische Hypoglykämie (= biochemische Hypoglykämie)

Symptomloser Blutzuckerabfall, der nur biochemisch gesichert wird und häufig während des Nachtschlafes auftritt (Blutzucker <50 mg/dl bzw. 2,8 mmol/l).

Die Symptome der Hypoglykämie sind uncharakteristisch und vielfältig (☞ Tab. 7.2). In Abhängigkeit vom Ausmaß der hormonellen Gegenregulation und vom zerebralen Glukosemangel können vasomotorische Symptome als Reaktion der autonomen Gegenregulation von neuroglykopenischen Zeichen unterschieden werden [115]. Das Vollbild der schweren Hypoglykämie ist durch Bewusstlosigkeit, Tachykardie mit gut fühlbarem Puls, feuchte blasse Haut, weite Pupillen und in der Regel normale Atmung, charakterisiert. In der Notfallsituation ist bei einem unbekannten Patienten mit Diabetes differentialdiagnostisch auch an ein diabetisches Koma zu denken (☞ Tab. 7.3).

Von besonderer Bedeutung ist der Umstand, dass ca. jede zweite schwere Hypoglykämie während

des Nachtschlafes vorkommt [201] und ein erhebliches Risiko für kardiovaskuläre Ereignisse darstellen kann [51]. Kardiale Arrhythmien als Folge der hypoglykämieinduzierten Ausschüttung von Katecholaminen in Verbindung mit einer verminderten koronaren Durchblutung werden als mögliche Ursache des sog. *"Dead-in-bed*-Syndroms" diskutiert (☞ Abb. 7.1).

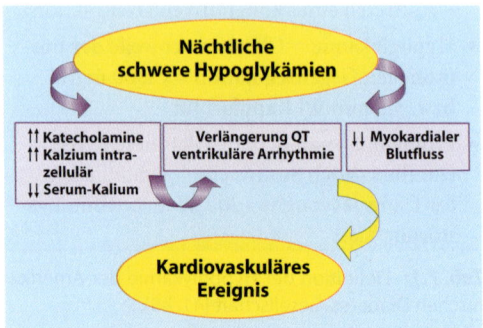

Abb. 7.1: Schematische Darstellung der Zusammenhänge von schweren nächtlichen Hypoglykämien und kardialen Ereignissen.

Mittels kontinuierlicher Glukosemessung und Langzeit-EKG-Kontrolle ließen sich bei zwei Drittel aller Typ-1-Diabetiker mit nächtlichen Hypoglykämien Änderungen der Herzfrequenz, Arrhythmien und QT-Streckenverlängerungen nachweisen [45]. Die ACCORD- und ADVANCE-Studien haben für Typ-2-Diabetiker die Bedeutung schwerer Hypoglykämien als Prognoseindikator und Risikofaktor für kardiovaskuläre Ereignisse und erhöhte Mortalität herausgestellt [50, 51].

	Hypoglykämie	Coma diabeticum
Symptome	Schwitzen, Zittern, Konzentrationsmangel, Krämpfe, Hyperreflexie	Durst, Übelkeit, Abdominalschmerz, fehlende Reflexe
Gesicht	blass	gerötet
Mundgeruch		Azeton
Haut, Zunge	feucht	trocken
Blutdruck	normal oder erhöht	erniedrigt
Atmung	normal	tief ("Kußmaul'sche" Atmung)
Glukosurie	keine	positiv
Ketonurie	keine	positiv
Blutglukose	erniedrigt	sehr hoch

Tab. 7.3: Differenzierung akuter Stoffwechselkomplikationen [159].

Hinweise für nächtliche Hypoglykämien = Morgendlicher Kopfschmerz, Nachtschweiß, unruhiger Schlaf mit "Alpträumen", morgendliches Kältegefühl (Hypothermie durch Wärmeverlust infolge peripherer Vasodilatation), hohe Nüchternglykämie ohne begleitende Glukosurie.

7.2.2. Pathophysiologie, Gegenregulation und gestörte Hypoglykämiewahrnehmung

Da die Funktion des Gehirns von einer ausreichenden Glukoseversorgung abhängt, werden bei fallenden Blutzuckerkonzentrationen gegenregulatorische Mechanismen in Gang gesetzt. Die Hormone Adrenalin, Glukagon, Wachstumshormon und Kortisol werden bei einem glykämischen Schwellenwert von 65 mg/dl (3,6 mmol/l) vermehrt ausgeschüttet. Unter physiologischen Bedingungen reicht diese sog. Gegenregulation zur Wiederherstellung normaler Blutzuckerspiegel aus, so dass Hypoglykämie-Symptome und Hirnleistungsstörungen verhindert werden können. Glukagon mit seiner raschen Wirkung auf die hepatische Glukoseproduktion sowie Adrenalin haben in der akuten Phase der Hypoglykämie die größte Bedeutung (Steigerung der Glykogenolyse). Wachstumshormon und Kortisol tragen zum Wiederanstieg des Blutzuckers bei langdauernder Hypoglykämie bei. In der posthypoglykämischen Phase entwickelt sich durch die gegenregulatorischen Hormone eine gewisse Insulinresistenz, die zum Blutzuckeranstieg in den nachfolgenden 4 bis 6 Stunden führen kann (sog. **Somogyi-Effekt**). In der Praxis wird dieses Phänomen häufig überschätzt. Bedeutsamer für den Blutzuckeranstieg nach Hypoglykämien ist häufig eine "Überbehandlung" hypoglykämischer Symptome.

Bei einem glykämischen Schwellenwert ab 50 mg/dl (2,8 mmol/l) treten die ersten Warnsymptome durch Aktivierung des autonomen Nervensystems auf, während der Verlust der Handlungsfähigkeit als Folge der Neuroglykopenie bei Glukosewerten unter 35 mg/dl (2,0 mmol/l) einsetzt (Übersicht bei [102]). **Dieser enge Glukosekorridor definiert das Zeitfenster, in dem eine effektive Selbstbehandlung beim Auftreten erster Symptome durch fortschreitende Bewusstseinseinschränkung nicht mehr möglich**

wird. Bei strikter norm-naher Stoffwechseleinstellung kann es bei Typ-1-Diabetikern bei Häufung leichter Hypoglykämien zur Adaptation an niedrige Blutzuckerspiegel mit reduzierter gegenregulatorischer Adrenalinausschüttung kommen. Es fehlen die Warnsymptome durch Aktivierung des autonomen Nervensystems, so dass das Zeitfenster des Behandlungskorridors vom Auftreten erster Warnsymptome bis zur Handlungsunfähigkeit noch kleiner wird [25]. Patienten und Therapeuten werden von solchen Hypoglykämien und gegenregulatorisch Blutzuckerschwankungen häufig überrascht. Hier hat die **kontinuierliche subkutane Glukosemessung (CGMS)** ihre große Stärke bei der Aufdeckung von nicht oder schlecht wahrgenommenen Hypoglykämien [194].

Auch bei Typ-2-Diabetikern führt eine intensive Therapie mit HbA$_{1c}$-Normalisierung und begleitenden Hypoglykämien zur Reduktion der gegenregulatorischen neuroendokrinen Antwort [29]. Ein Absinken des glykämischen Schwellenwertes für das Einsetzen von Gegenregulation und Warnsymptomen ist bei vielen Diabetikern mit zunehmender Diabetesdauer feststellbar (☞ Abb. 7.2). In diesem Zusammenhang ist eine **gestörte Hypoglykämiewahrnehmung** *("hypoglycemia unawareness")* von Bedeutung, die sich bei ca. 25 % der Typ-1-Diabetiker und nach langer Diabetesdauer (>30 Jahre) sogar bei jedem zweiten Patienten entwickeln kann. Das Syndrom ist durch den Verlust von autonomen Warnsymptomen infolge verminderter sympatikoadrenerger Reaktion bei manifester Hypoglykämie charakterisiert (Übersichten bei [102, 115]). Es besteht ein enger Zusammenhang zwischen Ausprägung der autonomen Symptome und der Adrenalinreaktion während einer Hypoglykämie. Eine autonome Neuropathie kann die Wahrnehmung von Symptomen weiterhin beeinflussen. An dieser Stelle sei angemerkt, dass Beta-Blocker nicht wie lange Zeit angenommen wurde, die Hypoglykämie-Symptomen abschwächen, was auch eigene Erfahrungen belegen [163]. Somit besteht kein Grund, eine indizierte Therapie mit diesen Substanzklassen zu unterlassen. Die reduzierte Hypoglykämiewahrnehmung verhindert eine zeitgerechte und adäquate Selbstbehandlung des Patienten und gilt als Risikoindikator für eine erhöhte Hypoglykämiegefährdung (☞ Tab. 7.4).

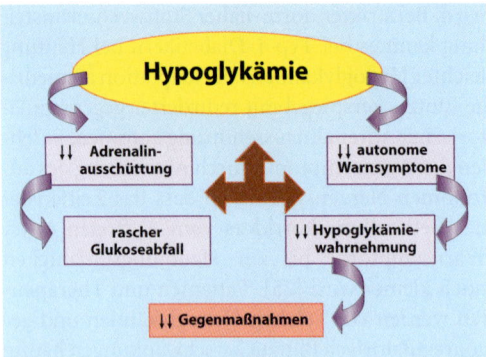

Abb. 7.2: Modell der Hypoglykämiewahrnehmung bei erniedrigter Glukoseschwelle (modifiziert nach [25, 30, 195]): Verminderte Adrenalinausschüttung → fehlende autonome Warnsymptome → Wahrnehmungsstörung → schnellerer Blutglukosefall infolge reduzierter Gegenregulation → Verstärkung der Hypoglykämie.

In einer Metaanalyse konnte für Kinder und Jugendliche [44] und in der DCCT-Nachfolgestudie für Erwachsene mit Typ-1-Diabetes mellitus (EDIC-Studie, [196]) nachgewiesen werden, dass schwere Hypoglykämien nicht zur Beeinflussung von Lern- und Gedächtnisfunktionen oder zu Einschränkungen der kognitiven Leistungsfähigkeit im späteren Lebensalter führen.

7.2.3. Ursachen, Prävention und Therapie

Die Ursache von Hypoglykämien ist immer ein Missverhältnis zwischen Insulinbedarf und aktuellem Insulinangebot:

- Zu hohe Insulindosis bzw. Insulinpräparat mit ungünstig gewähltem Wirkprofil, fehlerhafte Injektionstechnik (intramuskulär anstatt subkutan)
- Zu geringe Nahrungszufuhr, z.B. "Vergessen" von Zwischenmahlzeiten, Fehleinschätzung der Kohlenhydratmenge
- Essverhaltensstörungen (z.B. Bulimie bei jugendlichen Diabetikerinnen)
- Sport, gesteigerte körperliche Aktivität (auch bei Sulfonylharnstoffbehandlung) – Auftreten von Hypoglykämien auch Stunden nach Beendigung der körperlichen Belastung möglich!
- Gesteigerter Alkoholkonsum (Hemmung der hepatischen Glukoseproduktion)
- Frühstadien der Schwangerschaft (☞ Kap. 6.1.)

- Beginnenden Niereninsuffizienz (Kumulation von Insulin und Sulfonylharnstoffen möglich)
- Fehlerhafte Dosierung von insulinotrophen oralen Antidiabetika (erhöhtes Risiko bei Glibenclamid)

Nach eigenen Erfahrungen fand sich als Ursache schwerer Hypoglykämien bei Typ-1-Diabetikern die folgende Rangfolge: Ungewöhnliche körperliche Belastung → Auslassen von Mahlzeiten bzw. zu geringe Kohlenhydrataufnahme → fehlerhafte Insulindosierung → Alkoholgenuss. Bei Typ-2-Diabetikern traten schwere Hypoglykämien bei der Konstellation von hohem Alter und Multimorbidiät unter einer Therapie mit Glibenclamid auf.

Typ-1-Diabetes mellitus
• Norm-nahe Stoffwechseleinstellung (HbA$_{1c}$ <6,5 %)
• Häufung vorausgegangener (auch leichter) Hypoglykämien
• Gestörte Hypoglykämiewahrnehmung (*"hypoglycemia unawareness"*)
• Lange Diabetesdauer
• Fehlende Insulinrestsekretion (C-Peptid)
Typ-2-Diabetes mellitus
• Insulintherapie bei langer Diabetesdauer
• Häufung vorausgegangener Hypoglykämien
• Höheres Lebensalter
• Multimorbidität
• Eingeschränkte Nierenfunktion
• Gestörte Hypoglykämiewahrnehmung

Tab. 7.4: Ursachen für eine erhöhte Hypoglykämiegefährdung bei Typ-1- und Typ-2-Diabetikern [30, 71, 102, 163].

Im Rahmen der Hypoglykämieprophylaxe hat die Patientenschulung eine herausragende Bedeutung. Eine umfassende Übersicht und Bewertung von zertifizierten Schulungsprogrammen ist bei Kulzer und Mitarbeitern [101] zu finden. Ein rechtzeitiges Handeln bei Hypoglykämien setzt das Erkennen von Warnsymptomen voraus, das vom Wissen des Patienten abhängt. Nach unseren Erfahrungen besteht kein Zusammenhang zwischen theoretischem hypoglykämiebezogenem Wissen und Hypoglykämierisiko bei Typ-1-Diabetikern [163]. Die richtige Wahrnehmung von

Symptomen und das Wissen über erforderliche Gegenmaßnahmen führt nicht zwangsläufig zur Behandlungsentscheidung des Patienten [102, 163]. Ein therapeutischer Ansatz für Prophylaxe und Therapie von Hypoglykämien beinhaltet komplexe Maßnahmen: Optimierung der Insulintherapie mit dem Ziel der Reduktion von Ereignissen, Trainingsmaßnahmen der Hypoglykämiewahrnehmung sowie eine Optimierung des Selbstmanagements [102]. Als problemspezifische Programme für Patienten mit Hypoglykämien stehen in Deutschland derzeitig zwei Schulungsmodelle zur Verfügung: Die HyPOS-Schulung und das Blutglukosewahrnehmungs-Training für Typ-1-Diabetiker (BGAT) (Übersicht bei [70]). Bei reduzierter Hypoglykämiewahrnehmung ist es ratsam, die Blutzuckerzielwerte vorübergehend anzuheben, was über eine Reduzierung rezidivierender leichter Hypoglykämien zur Wiederherstellung einer adäquaten Hypoglykämiewahrnehmung führen kann.

Eine stationäre Einweisung bei Hypoglykämien ist nach Einleitung von Therapiemaßnahmen (☞ Kap. 7.2.1.) und guter Compliance des Patienten nicht erforderlich. Bei unklaren, schweren Hypoglykämien mit protrahiertem Verlauf können jedoch erweiterte Therapiemaßnahmen in der Klinik erforderlich werden.

Die Angaben zur **Häufigkeit schwerer Hypoglykämien** liegen in Deutschland zwischen 0,16 bis 0,28 Ereignissen pro Patient und Jahr (Übersicht bei [102]).Für den Typ-2-Diabetes wurde die Problematik in der Vergangenheit eher unterschätzt, da Hypoglykämien infolge intakter Gegenregulation häufig weniger schwer verlaufen. Die Ergebnisse der ACCORD- und ADVANCE-Studien [50, 51] haben jedoch die Bedeutung schwerer Hypoglykämien für eine schlechte Prognose bei Typ-2-Diabetikern nachhaltig belegt. Besonders bei langer Diabetesdauer und kardiovaskulärer Vorschädigung stellen Hypoglykämien ein erstrangiges Risiko für kardiovaskuläre Ereignissen dar. Die Inzidenz von schweren Hypoglykämien ist bei Typ-1- und insulinbehandelten Typ-2-Diabetikern vergleichbar hoch: 11,5 (Typ-1) und 11,8 (Typ-2) Ereignisse pro 100 Patientenjahre [111]. Bei 11 von 100 Patienten ereignet sich innerhalb eines Jahres eine schwere Hypoglykämie, die notfallmäßiges Handeln erfordert.

8. Insulintherapie des Typ-2-Diabetes mellitus

8.1. Therapieleitlinien zur Behandlung des Typ-2-Diabetes mellitus – Indikation für Insulin

Der Typ-2-Diabetes mellitus ist eine chronisch progrediente, multisystemische Erkrankung, die durch eine vererbte und erworbene Insulinresistenz und Insulinsekretionsstörung charakterisiert ist. Der progrediente Krankheitsverlauf mit Verschlechterung der glykämischen Kontrolle ist auf eine nachlassende Betazell-Funktion und einen Verlust der Betazellmasse zurückzuführen. Die bisherigen Therapieoptionen sind durch einen Gewichtsanstieg (Ausnahme Metformin und GLP-1-Analoga) und ein Hypoglykämie-Risiko belastet. Ihre Wirkung ist zeitlich begrenzt und konnte den progredienten Verlauf der Erkrankung nicht aufhalten.

Die neuen Leitlinien der Therapie des Typ-2-Diabetes zielen auf eine strikte norm-nahe Blutzuckereinstellung (HbA$_{1c}$ <6,5 %) bereits zum Diagnosezeitpunkt [120]. Dadurch kann nachhaltig das Risiko mikro- und makroangiopathischer Komplikationen im späteren Leben (sog. "metabolisches Gedächtnis" [77]) reduziert werden. Eine Normoglykämie ist unter Vermeidung schwerer Hypoglykämien anzustreben, da diese ein Risiko für kardiovaskuläre Todesfälle darstellen [50, 51]. Die Steno-2-Studie zeigte eindrucksvoll, dass die Erweiterung der antihyperglykämischen Therapie durch einen multimodalen Strategieansatz (Lebensstiländerung, antihypertensive Therapie, Lipidsenkung, ASS) das Mortalitätsrisiko drastisch reduzieren konnte [43]. Die Behandlung des Typ-2-Diabetes schließt neben der "glukozentrisch" ausgerichteten Therapie eine zielwertorientierte Reduktion weiterer metabolischer Risikoindikatoren ein (☞ Tab. 8.1).

- HbA$_{1c}$: <6,5 %
- Blutglukose nüchtern und präprandial: 80-120 mg/dl (4,4-6,7 mmol/l)
- Gesamt-Cholesterin: <180 mg/dl (<4,7 mmol/l)
- LDL-Cholesterin: <100 mg/dl (<2,6 mmol/l)
- HDL-Cholesterin: >45 mg/dl (>1,2 mmol/l)
- Triglyzeride: <150 mg/dl (<1,7 mmol/l)
- Albuminurie: <20 mg/l
- Blutdruck: RR <140/85 mmHg
- Niktotinverzicht
- Normalgewicht
- Korrektur eines ggf. vorliegenden prothrombotischen Zustandes

Tab. 8.1: Therapieziele bei Behandlung des Typ-2-Diabetes nach den Praxisleitlinien der Deutschen Diabetes-Gesellschaft.

Zu den Änderungen in der Diabetestherapie zählt der frühzeitige Einsatz von Metformin – neben Schulung, Ernährungs- und Bewegungstherapie – unabhängig vom Körpergewicht. Wird der Zielbereich von HbA$_{1c}$ <6,5 % innerhalb von sechs Monaten nicht erreicht, wird die Kombination mit einem weiteren oralen Antidiabetikum (OAD) oder mit einem GLP-1-Rezeptoragonisten empfohlen (☞ Abb. 8.1). Werden die metabolischen Ziele mit einer kombinierten OAD-Therapie nicht erreicht, d.h. nach sechs Monaten wird ein HbA$_{1c}$-Wert von 6,5 % überschritten, ist frühzeitig die Indikation für eine Insulintherapie als wirksamste antihyperglykämische Therapie gegeben (☞ Abb. 8.1). Allerdings beschreiben die Leitlinien lediglich einen Handlungskorridor, so dass bei älteren Patienten mit langer Diabetesdauer und kardiovaskulären Begleiterkrankungen ein individualisiertes Vorgehen und "behutsames" Absenken des HbA$_{1c}$-Wertes zu empfehlen ist (☞ Kap. 11.). Die Wahl des Insulinregimes erfolgt nach den gleichen Grundsätzen. Eine weitere Intensivierung der Insulintherapie wird empfohlen, wenn Therapieziele in den folgenden sechs Monaten durch Kombination von Metformin mit Insulin nicht erreicht werden (☞ Abb. 8.2). Bei älteren Patienten können individuell höhere Grenzen (HbA$_{1c}$ 7-8 %) für einen Therapiewechsel akzeptiert werden (☞ Kap. 11.).

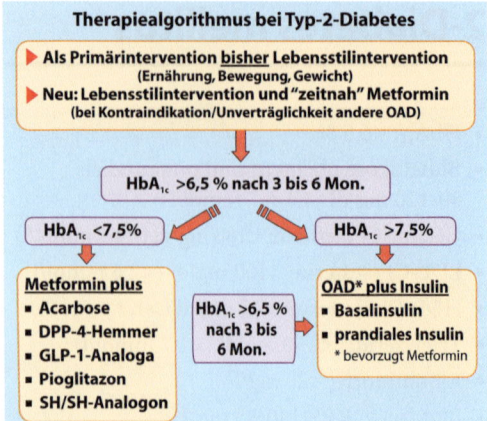

Abb. 8.1: Therapiealgorithmus bei Typ-2-Diabetes mellitus.

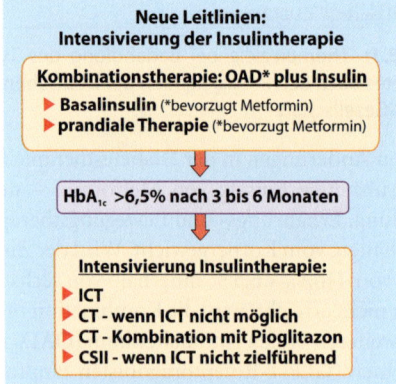

Abb. 8.2: Evidenzbasierte Leitlinien zur medikamentösen antihyperglykämischen Therapie des Typ-2-Diabetes mellitus [120].

Zu den wesentlichen Therapieänderungen in den neuen Leitlinien zählen:

- Interventionsgrenze bereits beim HbA_{1c}-Wert von 6,5 % anstelle von 7,0 %

- Sofortige Kombination von Lebensstilintervention mit Metformin unabhängig vom Körpergewicht

- Therapiekonzept der Inkretine: Inkretinanaloga (z.B. Exenatide, Ligraglutid) und DPP-4-Hemmer (Gliptine) werden zwischen OAD und Insulin plaziert

- Frühzeitiger Beginn einer Insulintherapie bereits bei einem HbA_{1c}-Wert >7,5 %

Aus unterschiedlichen Gründen (☞ Kap. 8.4.) wird eine Insulintherapie immer wieder zu spät be-

gonnen wenn man bedenkt, dass die Betazellreserve beim Typ-2-Diabetes bereits zum Diagnosezeitpunkt um die Hälfte reduziert ist [52]. Die Behandlung sollte deshalb "rechtzeitig" und intensiv durchgeführt werden [24, 73]. Für eine frühzeitige intensivierte Insulintherapie bei Typ-2-Diabetikern sprechen die Ergebnisse ein Jahr nach der Manifestation eines Typ-2-Diabetes [208]: Die Remissionsraten unter einer Insulinpumpentherapie gegenüber OAD-Behandlung betrugen 51,1 % bzw. 26,7 %. Sämtliche Parameter der Betazell-Funktion verbesserten sich unter der Insulinbehandlung. Nach den Ergebnissen der DAWN-Studie [1] zögern jedoch mehr als ein Drittel der Ärzte die Insulintherapie so lange hinaus, bis sie wirklich unumgänglich ist.

Das Insulin hat von allen antihyperglykämischen Medikamenten den stärksten Effekt und korrigiert gleichzeitig eine Vielzahl metabolischer Störungen [120]:

- Verbesserung der peripheren Glukoseutilisation → Reduktion postprandialer Blutzuckerwerte

- Suppression der hepatischen Glukoseproduktion → Verbesserung der Nüchternglykämie

- Reduktion der Glukosetoxizität

- Lipolysehemmung → Abfall der freien Fettsäuren → Reduktion der Insulinresistenz

- Lipidsenkung

- Vasodilatatorische und antithrombotische Wirkung (Hemmung der Thrombozytenaggregation, antifibrinolytische Effekt)

- Verbesserung der Endothelfunktion und Reduktion von Inflammationsmarkern

Nach den Praxis-Leitlinien der DDG gelten folgende Indikationen für die Insulinbehandlung bei Typ-2-Diabetes:

- Nicht-Erreichen der metabolischen Therapieziele mit oralen Antidiabetika bzw. GLP-1-Agonisten (☞ Abb. 8.1)

- Perioperativ

- Akute Stoffwechselentgleisung

- Ketonurie (außer Hungerketonurie)

- Akuter Myokardinfarkt

- Gestationsdiabetes, wenn Therapieziele durch alleinige Ernährungstherapie nicht erreicht werden (☞ Kap. 10.)

8.2. Pathophysiologische Grundlagen der Insulintherapie

Die Hyperglykämie bei Typ-2-Diabetes mellitus ist das Resultat von Insulinresistenz, relativem Insulinmangel und gesteigerter Glukagonsekretion [32]. Alle drei Faktoren bestimmen in unterschiedlichem Ausmaß und gegenseitiger Wechselwirkung den progredienten Krankheitsverlauf. Beim Typ-2-Diabetes manifestiert sich die Störung der Insulinsekretion zuerst in einer postprandialen Hyperglykämie, während die Blutzuckerwerte nachts und in den Morgenstunden erst im fortgeschrittenen Stadium bei HbA_{1c}-Werten über 8 % ansteigen (☞ Abb. 8.3). Weiterhin ist eine gesteigerte hepatische Glukoseproduktion charakteristisch [153], die durch inadäquate Insulinbereitstellung nicht ausreichend supprimiert wird und besonders in der zweiten Nachthälfte die Höhe der Nüchternhyperglykämie bestimmt. Pathophysiologisch sind die Blutglukoseverläufe Resultat der gestörten Insulinsekretion, die sich in unterschiedlicher Zeitfolge stadienabhängig manifestiert (Übersicht bei [18, 114, 149]):

- Störungen der Pulsation und Oszillation der Insulinsekretion
- Verlust der "Frühphase" der Insulinsekretion, d.h. mangelnde prandiale Insulinbereitstellung (☞ Abb. 8.4) → postprandiale Hyperglykämie
- Insulinmangel während der Nachtstunden → Nüchternhyperglykämie

Der progrediente Verlust von prandialer und basaler Insulinsekretion bildet die rationale Grundlage für eine physiologisch orientierte, stadiengerechte Insulintherapie. Im Gegensatz zum Typ-1-Diabetes besteht nie ein absoluter Insulinmangel und eine basale Insulinsubstitution am Tage ist eher unnötig.

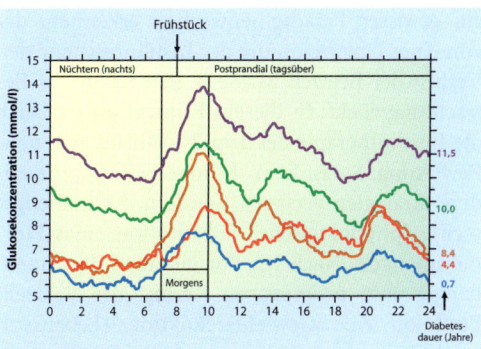

Abb. 8.3: Blutglukoseprofile (kontinuierliche Blutzuckermessung) bei Typ-2-Diabetikern bei unterschiedlicher Krankheitsdauer [129].

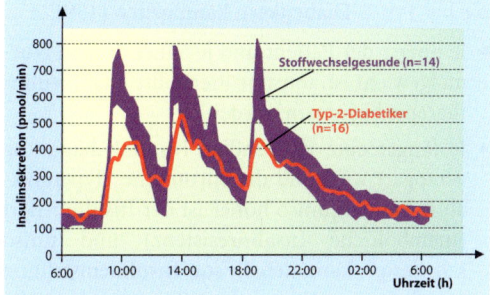

Abb. 8.4: Insulinsekretionsmuster im Tagesverlauf: Verlust der prandialen Insulinsekretion bei Typ-2-Diabetikern [150].

In der UKPDS-Studie konnte erstmals in einem großen Interventionsprogramm für Typ-2-Diabetiker der Zusammenhang von Stoffwechselverschlechterung und kontinuierlich nachlassender Betazellfunktion unabhängig vom Therapieregime belegt werden [52]. Während die Insulinresistenz unverändert bleibt, ist der progrediente Verlust der Insulinsekretionsreserve ein wesentlicher Schrittmacher einer Insulinbedürftigkeit (☞ Abb. 8.5). Unser Wissen um die Bedeutung von gestörter Betazell-Funktion und verminderter Betazell-Masse für die Pathogenese des Insulinmangels bei Typ-2-Diabetes ist durch neue Untersuchungsmethoden an humanem Pankreasgewebe durch die Arbeitsgruppe von P. Butler erweitert worden (Übersicht bei [123]). Erstmals wurde nachgewiesen, dass bereits in den Diabetesvorstadien (sog. IGT) und ausgeprägter beim manifesten Typ-2-Diabetes, die Beta-Zellmasse drastisch reduziert ist (☞ Abb. 8.6). Somit lässt sich im pathophysiologischen Verständnis des Typ-2-Diabetes ein gewisser Paradigmenwechsel erkennen, der von einer Überbetonung der Insulinresistenz den Verlust der Betazell-Masse in den Fokus der Betrachtung rückt. In diesem Kontext erfährt auch die Insulintherapie des Typ-2-Diabetes eine neue Bewertung: Sie ist kein "Kompromiss", wenn andere Strategien versagen, sondern die stadiengerechte "physiologische" Substitution eines Hormonmangels. Nach wie vor gilt aber, dass unabhängig vom progressiven Verlust der Betazell-Funktion eine Gewichtsreduktion (Lebensstilmodifikation) mit Verbesserung der Insulinsensitivität in allen Stadien der zumeist übergewichtigen Typ-2-Diabetiker einen effektiven und pathophysiologisch sinnvollen Therapieansatz darstellt. Als allgemeine Orientierung für eine Insulintherapie bei Typ-2-Diabetikern kann gelten [159]:

- Je jünger der Patient und je näher er dem Normalgewicht ist, umso früher sollte eine Insulintherapie begonnen werden

- Je länger eine notwendige Insulinbehandlung verzögert wird und die chronische Hyperglykämie besteht, umso höher ist der Insulinbedarf (metabolische Insulinresistenz) und umso schwieriger kann sich die sog. Insulineinstellung gestalten.

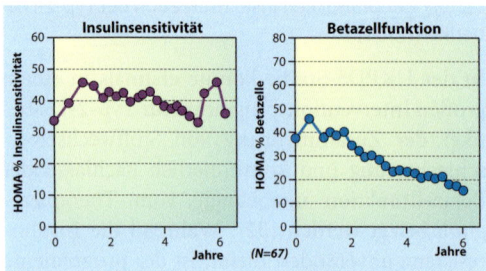

Abb. 8.5: Belfast-Studie: Bedeutung von Insulinresistenz und Verlust der Betazell-Funktion bei neu-manifestierten Typ-2-Diaberikern, bei denen innerhalb von 6 Jahren eine Insulintherapie erforderlich wurde (modifiziert nach [112]).

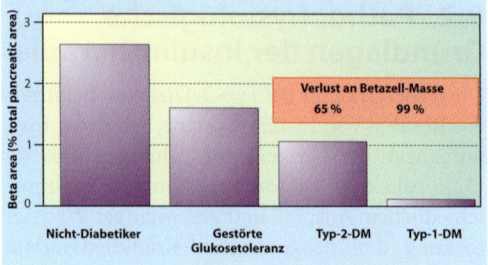

Abb. 8.6: Untersuchungen an humanem Pankreasgewebe zur Betazell-Masse bei übergewichtigen Nicht-Diabetikern, Risikopersonen mit gestörter Glukosetoleranz (IGT) sowie Typ-2- und Typ-1-Diabetikern (Übersicht bei [123]). Typ-1-Diabetiker sind durch ein komplettes, Typ-2-Diabetiker durch ein relatives Defizit insulinproduzierender Zellen charakterisiert.

8.3. Modelle der Insulintherapie bei Typ-2-Diabetes

Die Modelle der Insulintherapie bei Typ-2-Diabetes werden mehr oder weniger der Pathophysiologie gerecht (prandialer vs. basaler Insulinmangel) und unterscheiden sich in Nebenwirkungen (Hypoglykämie-Risiko, Gewichtsanstieg), Anforderungen an den Patienten und Schulungsaufwand:

▶ Basale Insulintherapie in Kombination mit oralen Antidiabetika (sog. BOT)

Ziel ist die Absenkung der morgendlichen Hyperglykämie. Die basale Insulinsubstitution supprimiert die gesteigerte hepatische Glukoseproduktion vorwiegend in der zweiten Nachhälfte [153]. Der prandiale Insulinmangel bleibt unberücksichtigt.

▶ Konventionelle Insulintherapie (CT; Mischinsulintherapie)

Die zweimalige Gabe eines biphasischen Insulins (Fixe Mischungen von schnellwirkendem Insulin und NPH-Insulin) soll sowohl den basalen Insulinbedarf und partiell das prandiale Insulindefizit morgens und abends abdecken.

▶ Prandiale Insulintherapie (auch "supplementäre Insulintherapie" SIT)

Sie orientiert sich am Verlust der postprandialen Frühphase der Insulinsekretion (☞ Abb. 8.4). Die nächtliche Insulinversorgung reicht zumeist noch zur Normalisierung des Nüchternblutzuckers aus. Im weiteren Krankheitsverlauf kann zusätzlich ein abendliches Verzögerungs- oder Basalinsulin erforderlich werden (ICT).

In den vergangenen Jahren hat sich ein erheblicher Wandel in den Behandlungsgewohnheiten vollzogen. Bei jedem zweiten Patienten erfolgt inzwischen der "einfache Einstieg" in die Insulintherapie mit einer "Basalinsulin-unterstützten" oralen Therapie. Auch der Anteil der prandialen Therapie mit kurzwirksamen Insulinen hat sich verdoppelt [100]. Die DIG-Studie *("Diabetes in Germany")* zeigt, dass in der Praxis der Insulinbehandlung in Deutschland mit Abstand die intensivierten Therapiestrategien dominieren (☞ Abb. 8.7). Sie orientieren sich an der Pathophysiologie und werden bevorzugt von Diabetologen praktiziert. [100]. Bisher mangelt es allerdings an Evidenz in Form prospektiver, randomisierter Endpunktstudien für die Überlegenheit eines bestimmten Therapiemodells [120].

• Bei einem HbA_{1c}-Bereich von 8,5-9,9 % sind Nüchtern- und postprandiale Werte gleichermaßen von Bedeutung. Eine Verbesserung beider Parameter ist durch eine CT (Mischinsuline) oder ICT möglich.

• Zu einem guten HbA_{1c}-Wert (<7,0 %) tragen in ca. 75 % die postprandialen Blutzuckerwerte bei. Folglich ist die prandiale Insulintherapie (ggf. als ICT) die Alternative.

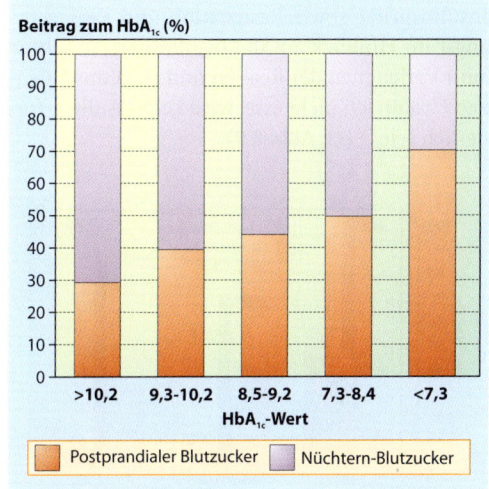

Abb. 8.8: Relativer Beitrag von Nüchternglykämie und postprandialen Blutzuckerwerten zum HbA_{1c} [128, 130].

Darüber hinaus hängt die Wahl des Therapieregimes von den individuellen Therapiezielen, den Lebensumständen unter Berücksichtigung des Alters aber auch von persönlichen Präferenzen des Therapeuten ab. Nicht zuletzt sind die Behandlungskosten von Bedeutung. Eine Analyse der Insulintherapie in 41 Schwerpunktpraxen zeigt die Anwendung von insgesamt 110 Kombinationen an verwendeten Insulinformulierungen [38]. Vielfach wird vom Arzt die Therapieentscheidung "für" den Patienten und nicht "mit" ihm – im Sinne des *"Empowerment"*-Modells – getroffen.

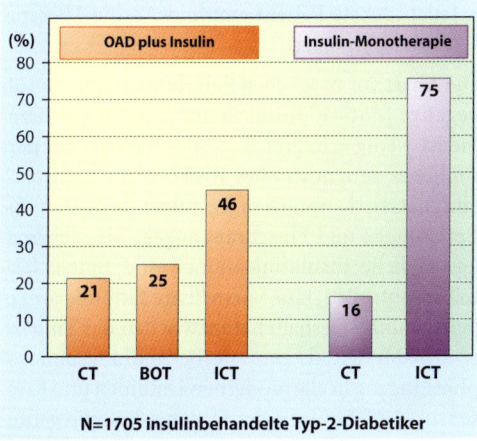

Abb. 8.7: DIG-Studie: Verteilung der Insulinregime bei Typ-2-Diabetes in Deutschland [137].

Ein pathophysiologischer Ansatz für die Wahl des Therapiemodells kann die unterschiedliche Bedeutung von Nüchtern- und postprandialen Blutzuckerwerten für den HbA_{1c}-Wert sein (☞ Abb. 8.8) [128, 130]:

• Ein schlechter HbA_{1c}-Wert (>10 %) wird zu ca. 75 % durch erhöhte Nüchternblutzuckerwerte verursacht. Die Kombination eines abendlichen Basalinsulins mit OAD zielt auf eine morgendliche Normoglykämie.

8.4. Barrieren der Insulintherapie

Eine Stoffwechselverschlechterung mit dem Erfordernis einer Insulintherapie spiegelt sich häufig nicht in subjektiven Symptomen wider, d.h. klassische Dekompensationszeichen wie Polyurie, Polydipsie und Gewichtsverlust treten nur bei ca. einem Drittel der Patienten auf [158]. Folglich besteht zum Zeitpunkt des sog. "Sekundärversagens" einer OAD-Therapie kein Leidensdruck und die Einwände gegen Insulin wiegen schwerer als der zu erwartende Nutzen [139]. Die Notwendigkeit einer Insulintherapie wird von vielen Patienten als erneute Krise ihrer chronischen Erkrankung erlebt und impliziert die Vorstellung eines "schweren Diabetes" mit den Folgeschäden wie Erblindung, Amputation und Dialyse [158]. Angst vor der Insulinspritze sowie Resignation und Versagensangst im Hinblick auf die Insulintherapie führen zum Verleugnen der Realität und zu Wunschdenken ("wenn ich nicht esse, wird kein Insulin erforderlich sein") (☞ Abb. 8.9).

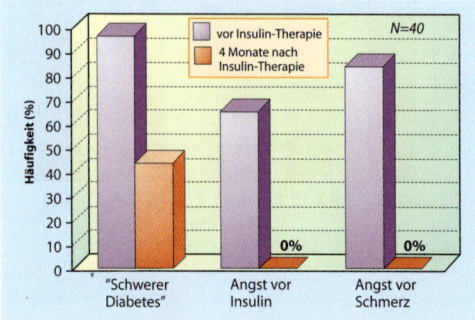

Abb. 8.9: Psychologische und emotionale Aspekte vor Beginn einer Insulintherapie [158].

Vielfach wird Insulin als "Strafe" für eigenes Versagen im Selbstmanagement betrachtet [1]. Die Umsetzung von Therapiemaßnahmen wird vom Patienten immer als Angriff auf bestimmte Lebensbereiche erlebt. Jeder zweite Patient empfindet eine Insulintherapie als deutliche Einschränkung seiner Lebensqualität [151]. Therapietreue oder Compliance sind umso geringer, je stärker eine Therapiemaßnahme subjektiv als Belastung empfunden wird: Unabhängig von der Therapiedauer nimmt die Belastung mit der Anzahl der täglichen Insulininjektionen zu [202]. Noch immer wird durch 82 % der Allgemeinärzte und sogar von 62 % der Diabetologen gezielt Angst vor drohenden Komplikationen eingesetzt, um eine Insulintherapie und Therapietreue zu erzwingen [1]. Psychische Barrieren der Insulintherapie können somit subjektiv im Verhalten von Patienten und Ärzten begründet sein. Auf dem 18. Weltkongress der *Internationalen Diabetes Federation* (IDF) in Paris hat J.

Rosenstock die Situation in treffender Weise charakterisiert: *"Der Typ-2-Diabetiker leidet unter einer 'Insulinresistenz' im doppelten Sinne: Nicht nur unter der **physiologischen** im peripheren Gewebe, sondern auch einer **psychologischen**: Er selbst und meist auch sein Arzt verspüren einen inneren Widerstand gegen die Therapie mit diesem Hormon".*

Die DAWN-Studie *(Diabetes Attitudes, Wishes and Needs)* hat weltweit in 13 Ländern die psychosozialen Probleme, Wünsche, Nöte und Erwartungen von 5426 Typ-1- und Typ-2-Diabetikern mit folgendem Ergebnis untersucht [1]:

• Jeder zweite Diabetiker hat Vorbehalte gegenüber Insulin wegen der Hypoglykämiegefahr und dem Gewichtsanstieg

• Jeder dritte Patient fühlt sich von der regelmäßigen Therapieumsetzung (Insulininjektionen, Blutzuckermessung) überfordert

• Jeder fünfte Diabetiker fühlt sich erschöpft und belastet durch die tägliche Beschäftigung mit der Krankheit

• Jeder sechste Patient empfindet seine Therapie als zu kompliziert

Die Angst vor möglichen Folgekomplikationen als negative Motivationsquelle für eine Insulintherapie ist wenig erfolgreich, da der Patient sein persönliches prognostisches Risiko nicht realistisch einschätzen kann. Demgegenüber bedeuten die Belastungen und Einschränkungen, wie mehrmalige tägliche Insulininjektionen und Blutzuckerselbstkontrollen, eine vorstellbare Einbuße an Lebensqualität. Deshalb hat inzwischen das *Empowerment*-Modell als zentrale Behandlungsphilosophie Eingang in alle modernen Leitlinien und Konsensusempfehlungen der Diabetestherapie gefunden. Gegenüber dem "traditionellen" Ansatz trifft der Patient auf der Grundlage von vermittelten Kenntnissen und Fähigkeiten eigene qualifizierte Entscheidungen über seine Therapie und seinen Lebensstil. Aus der Patientensicht spielt das Lebensalter eine Rolle bei der Bevorzugung bestimmter Therapiestrategien, wie eigene Erfahrungen belegen: Mit steigendem Alter wird der Wunsch nach Flexibilität geringer zu Gunsten "einfacher" Therapiemodelle (☞ Tab. 8.2). Zentrale Elemente des *Empowerment*-Modells sind Wissen, Verhaltensänderung und Selbstverantwortlichkeit [101, 186]. Werden diese Erfahrungen zusammengefasst, so ergeben sich aus der Sicht des Patienten folgende Erwartungen an eine Insulintherapie:

- So einfach wie möglich (z.B. eine Injektion pro Tag)

- So sicher wie möglich (geringe Hypoglykämiegefahr)

- Gewichtsanstieg so gering wie möglich

Die Wahl des therapeutischen Vorgehens wird ein Kompromiss von pathophysiologischem evidenzbasiertem Wissen (Wirksamkeit und Sicherheit der Therapie) des Arztes und der eigenen informierten Entscheidung des Patienten *("Empowerment")* unter Berücksichtigung individueller Besonderheiten (z.B. fortgeschrittenes Alter) sein (☞ Tab. 8.2).

	<60 Jahre (n=95)	60-70 Jahre (n=224)	>70 Jahre (n=81)
SIT/ICT	62,1 %	13,8 %	9,9 %
CT (2 Injektionen)	27,4 %	65,2 %	42,0 %
1 Injektion + OAD	10,5 %	21,0 %	48,1 %

Tab. 8.2: Die Entscheidung des Patienten für eine bestimmte Therapie ist altersabhängig: Mit steigendem Lebensalter wird der Wunsch nach Flexibilität geringer zu Gunsten „einfacher" Therapiemodelle (eigene Ergebnisse von 400 konsekutiven Typ-2-Diabetikern [160]).

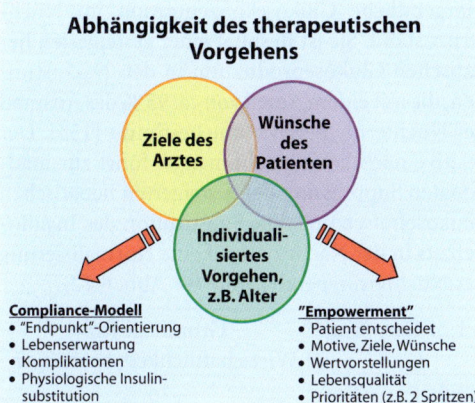

Abb. 8.10: "Klassischer" Therapieansatz und *"Empowerment"*-Modell als Grundlage für die individualisierte Entscheidung einer Insulintherapie.

8.5. Praktisches Vorgehen

8.5.1. Ermittlung des Insulinbedarfs

Während beim Typ-1-Diabetes ein absoluter Insulinmangel besteht, bleibt bei Typ-2-Diabetikern eine Restfunktion der Betazellen erhalten, die allerdings für das Vorgehen im praktischen Alltag nicht quantifizierbar ist. In Abhängigkeit von der Diabetesdauer sind prandiales und basales Insulindefizit unterschiedlich ausgeprägt. Die C-Peptid-Bestimmung wurde vielfach als Entscheidungshilfe einer Insulinbedürftigkeit bei sog. "Sekundärversagern" einer OAD-Therapie herangezogen. Sie gestattet eine Differenzierung von Typ-1- und Typ-2-Diabetikern, was bei gutachterlichen Fragen von Bedeutung sein kann. Eine C-Peptid-Konzentration nüchtern von kleiner als 0,3 nmol/l und nach Stimulation (6-Minuten-Wert nach 1 mg Glukagon i. v.) von kleiner als 0,6 nmol/l gelten als Indikator für einen endogenen Insulinmangel und damit für eine Insulinbedürftigkeit [99]. Beide Parameter korrelieren eng miteinander zum Zeitpunkt des "Sekundärversagen" einer OAD-Therapie bei Typ-2-Diabetikern (r = 0,96 bei 116 Patienten) [156]. Im Einzelfall empfehlen wir anstelle des aufwendigen und teuren intravenösen Glukagontests eine standardisierte Testmahlzeit: Die standardisierte Testmahlzeit (= 2 Brötchen, ein gekochtes Ei, ein mittelgroßer Apfel, 20 g Butter sowie 30 g Streichwurst) wird morgens im Nüchternzustand durchgeführt. Sie entspricht 5 BE bzw. 687 kcal und enthält ca. 40 % Kohlenhydrate, 45 % Fett und 15 %. Davor und 1½ Stunden postprandial werden Blutglukose- und C-Peptid-Konzentration bestimmt. Ein postprandialer C-Peptid-Anstieg von >0,30 nmol/l gilt als Nachweis für eine ausreichende Sekretionsreserve. Wir fanden in 190 Paralleluntersuchungen eine Übereinstimmung von ca. 80 % zwischen intravenösem Glukagontest und Testmahlzeit. Sie ist einfach und ohne Kosten in der Praxis durchführbar und entspricht den physiologischen Verhältnissen. Es besteht jedoch eine erhebliche Heterogenität der C-Peptid-Sekretion bei Typ-2-Diabetikern, wobei neben dem C-Peptid-Mangel auch normale oder erhöhte Werte gemessen werden [156]. Eine quantitative Zuordnung der erforderlichen Insulindosis zur endogenen Insulinreserve, charakterisiert anhand basaler und stimulierter C-Peptid-Werte, ist nicht möglich [162]. Die alleinige Bestimmung des C-Peptids erweist sich somit als unzureichender Indikator für Insulinbedürftigkeit und Insulinbedarf [5, 7, 156, 162] Die Indikation einer Insulintherapie wird durch das Ausmaß der Hyperglykämie und das klinische Bild bestimmt. Ein Handlungskorridor wird in den Therapieleitlinien beschrieben (☞ Abb. 8.1). Es ist ebenso nicht möglich, anhand einfacher klinischer Parameter, wie Alter, Dauer der OAD-Therapie, Körpergewichtsindex und Grad der Stoffwechseldekompensation (HbA$_{1c}$-Wert) exakte Aussagen zum Insulinbedarf zu treffen [162]. Die erforderliche Insulindosis wird neben dem endogenen Insulindefizit durch die Insulinresistenz bestimmt. Letztere lässt sich gegenwärtig mittels einfacher Methoden im Praxisalltag nicht quantifizieren und geht als unbekannte Größe in den Insulinbedarf ein. In den ersten Monaten nach Beginn einer Insulinbehandlung zeigt sich eine gleichmäßige Verteilung der Insulindosis über alle Dosisbereiche (☞ Abb. 8.11). Nach der initialen Insulineinstellung steigt die durchschnittliche Tagesdosis in Abhängigkeit von der begleitenden oralen Medikation an.

> Anhand der C-Peptid-Sekretion und einfacher klinischer Parameter, wie Körpergewichtsindex, HbA$_{1c}$-Wert, Alter oder Diabetesdauer, lassen sich keine quantifizierbaren Aussagen zum Insulinbedarf treffen.
>
> **In der Praxis bleibt die Ermittlung der Insulindosis das "klinische Experiment" des erfahrenen Diabetologen [162].**

Im Durchschnitt liegt der Insulinbedarf zwischen 0,4 I.E./kg bis 0,6 I.E./kg Köpergewicht bzw. bei einer Tagesdosis von ca. 40 I.E. bis 60 I.E. [73, 78, 93, 121, 162]. Die Tab. 8.3 spiegelt die Realität der Insulintherapie in Diabetes-Schwerpunktpraxen in Deutschland wider. Der höchste Insulinbedarf wird bei einer ICT mit einer mittleren Tagesdosis von 79,0 I.E. angegeben, wobei 30,7 I.E. auf basales und 48,3 I.E. auf prandiales Insulin entfallen [38].

Die Behandlung wird mit einer niedrigen Initialdosis von 0,15 I.E./kg bis 0,3 IE./kg Körpergewicht begonnen [93, 121], um ein mögliches Hypoglykämie-Risiko zu reduzieren. Wir praktizieren ein einfaches Vorgehen und kalkulieren den theoretischen Insulinbedarf nach folgender Formel (☞ auch Abb. 8.20 und 8.21):

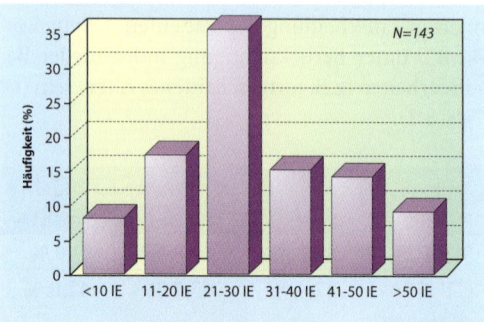

$$\text{Insulindosis bei Therapiebeginn}$$
$$Startdosis = \frac{0,5 \times kg\,Körpergewicht}{2}$$

Abb. 8.11: Häufigkeitsverteilung (%) der Insulindosis bei 143 Typ-2-Diabetikern vier Monate nach Beginn einer Insulintherapie; mittlere Insulindosis 0,46 I.E./kg Körpergewicht [162].

8.5.2. Basale Insulintherapie in Kombination mit oralen Antidiabetika (sog. BOT)

Der pathophysiologische Ansatz für die abendliche Gabe von langwirkenden Insulinen ist die erhöhte morgendliche Glukosekonzentration im Nüchternzustand. Sie ist Resultat einer gesteigerten hepatischen Glukoseproduktion in den Nachtstunden, die mit einem Anteil von ca. 95 % das Ausmaß der Nüchternhyperglykämie bestimmt [153]. Der relative nächtliche Insulinmangel führt zur inadäquaten Suppression der gesteigerten hepatischen Glukosefreisetzung. Die Substitution des Insulindefizits in der Nacht zielt auf eine Normalisierung der Nüchternhyperglykämie (☞ Abb. 8.12).

DDD (Daily defined dose)	40 I.E.	1,21 Euro/Tag	Grundlage für Wirtschaftlichkeitsprüfungen
Insulindosis pro Tag (BOT, CT, SIT)	68,1 I.E.	2,06 Euro/Tag	+70 %
Insulindosis pro Tag (ICT)	79,0 I.E.	2,36 Euro/Tag	+95 %

Tab. 8.3: Insulindosierung und Tagestherapiekosten bei Typ-2-Diabetikern mit Insulintherapie [38]. Analyse von 1559 Typ-2-Diabetikern in 41 Diabetes-Schwerpunktpraxen.

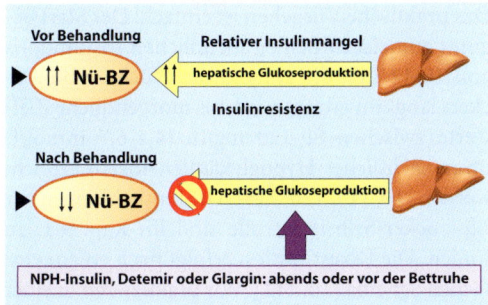

Abb. 8.12: Schematische Darstellung des Therapie-prinzips der sog. BOT.

In der Therapieleitlinien wird eine Basalinsulin-unterstütze orale Therapie als "einfacher Einstieg" empfohlen, wenn mit einer kombinierten OAD-Therapie nach sechs Monaten ein HbA$_{1c}$-Wert von 6,5 % überschritten wird [120] (☞ Abb. 8.1). Die Therapie ist einfach, die einmalige Insulininjek-tion abends oder vor dem Zubettgehen (sog. *"Bed-time"*-Insulin) wird aus Patientensicht wenig be-lastend empfunden [202] und der Schulungsauf-wand in der Praxis ist gering. Aus diesem Grunde hat sich das Behandlungsregime in der ambulan-ten Routineversorgung zunehmend durchgesetzt. Gegenwärtig erfolgen 54 % aller Insulinersteinstel-lung bei Typ-2-Diabetikern mit einer sog. BOT [100]. Prinzipiell stehen drei Insuline zur Auswahl:

▶ NPH-Insulin (☞ Kap. 3.2.)

Der Vorteil besteht in einer jahrzehntelangen Er-fahrung; nachteilig ist das Wirkungsmaximum nach 4-6 Stunden mit der Gefahr nächtlicher Hy-poglykämien. Dennoch hat diese Therapieoption nicht an Bedeutung verloren und jede zweite Ein-stellung mit einem sog. *"Bedtime"*-Insulin in Kombination mit OAD erfolgt weiterhin mit NPH-Insulin [100]. Zwischen NPH-Insulin und dem Basalinsulin Glargin besteht kein wesentli-cher Unterschied in der Ergebnisqualität des Stoff-wechsels (HBA$_{1c}$-Zielwert, schwere Hypoglyk-ämien) [172, 214], allerdings wurden unter NPH-Insulin nächtliche Blutzuckerwerte von 72 mg/dl (4,0 mmol/l) etwas häufiger unterschritten. Dieser Schwellenwert entspricht nicht der Hypoglyk-ämie-Definition (☞ Kap. 7.2.1.). Eine Metaanalyse bestätigt die Gleichwertigkeit von NPH-Insulin und Glargin mit Hinblick auf die Gesamtrate von leichten und schweren Hypoglykämien [176]. In-folge der Wirkungsverstärkung von NPH-Insulin können leichte Hypoglykämien häufiger in der

Nacht auftreten [176]. Die Interpretation von Me-taanalysen ist wegen der uneinheitlichen Defini-tion von Hypoglykämien mit Angaben zwischen 50-77 mg/dl (2,8-4,2 mmol/l) problematisch [172, 176, 198]. Nach eigenen Erfahrungen besteht kein erhöhtes Hypoglykämie-Risiko unter NPH-Insu-lin bei niedrigem Insulinbedarf (<30 I.E./die), ebenso lassen sich keine Unterschiede in der er-reichbaren Stoffwechselqualität zwischen beiden Insulinen finden.

▶ Insulin Glargin (☞ Kap. 3.3.)

Der Unterschied zum NPH-Insulin besteht in dem flacheren Wirkprofil, so dass bei gegebener Indika-tion im Einzelfall das Risiko von leichten nächtli-chen Hypoglykämien reduziert werden kann [176]. Häufig sind höhere Insulindosen erforder-lich [172, 214] und erfahrungsgemäß tritt nach längerer Behandlungsdauer eine unverwünschte Gewichtszunahme auf [113, 141].

▶ Insulin Detemir (☞ Kap. 3.3.)

Auch hier ist das Wirkprofil im Vergleich zu NPH-Insulin flacher und der blutzuckersenkende Effekt anhaltender. Im Vergleich zu NPH-Insulin und Glargin ist die Wirkung infolge des Verzögerungs-prinzips (Bindung an Albumin) besser reprodu-zierbar, die Nüchterblutzuckerwerte sind stabiler und niedrige HbA$_{1c}$-Werte lassen sich häufiger ohne erhöhtes Hypoglykämie-Risiko erreichen [72]. Detemir weist Vorteile im Hinblick auf die Gewichtsentwicklung auf (☞ Abb. 8.13) und ent-spricht damit den Erwartungen von Patienten mit Hinblick auf eine Insulintherapie (☞ DAWN-Studie [1] und Kap. 8.4.). Bei hohem Ausgangs-gewicht zu Beginn einer Insulineinstellung kann Detemir von Vorteil sein [35].

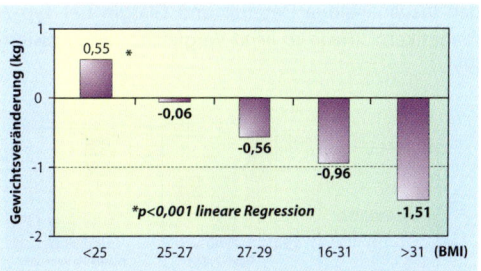

Abb. 8.13: Gewichtsveränderungen in Anhängigkeit vom Ausgangsgewicht zu Beginn einer Therapie mit Insulin Detemir; bei 68 % aller Patienten gab es keinen Gewichtsanstieg oder einen Gewichtsabfall (n=2377) [35].

Die Therapieleitlinien empfehlen den Einsatz von langwirkenden Insulinanaloga in Kombination mit OAD bei Patienten, bei denen unter NPH-Insulin Hypoglykämien auftreten und die aus den unterschiedlichen Gründen einer einmaligen Insulininjektion bedürfen [120]. Bei Typ-2-Diabetikern bestehen zwischen den langwirkenden Insulinanaloga Detemir und Glargin keine Unterschiede in Wirkungsdauer und Wirkprofilen (☞ Abb. 8.14). Auch im direkten Therapievergleich sind die Stoffwechselergebnisse (HbA$_{1c}$-Abfall, Hypoglykämie-Rate) identisch, während Detemir den Vorteil einer geringeren Gewichtszunahme aufweist [177]. In der 4-T-Studie, in der erstmalig die Effektivität von drei Therapiemodellen verglichen wurde, war die Stoffwechselverbesserung durch das Insulin Detemir mit dem geringsten Gewichtsanstieg und einem minimalen Hypoglykämie-Risiko vergesellschaftet [78]. Auch nach 3 Jahren – einer praxisrelevanten Therapiedauer – bestätigt sich der Vorteil des "Therapieeinstiegs" mit Insulin Detemir in Kombination mit OAD (☞ Abb. 8.15): Bei vergleichbarem HbA$_{1c}$-Abfall waren Gewichtsanstieg und Hypoglykämie-Häufigkeit am geringsten, die Therapiezufriedenheit war gegenüber den anderen Therapiemodellen am größten [76].

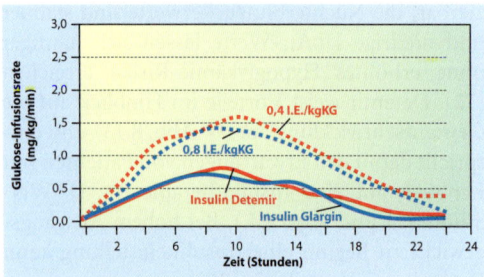

Abb. 8.14: Vergleich der Wirkprofile der langwirkenden Insulinanaloga Detemir und Glargin bei Typ-2-Diabetikern *(Head-to-head*-Vergleich, randomisiert) [95].

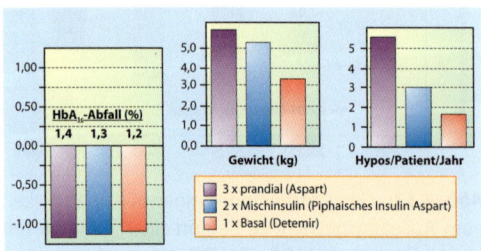

Abb. 8.15: Ergebnisse der 4-T-Studie nach 3 Jahren: Vergleich von 3 Therapieregimen [76].

Das **praktische Vorgehen** ist einfach: Der Start beginnt zumeist mit einer abendlichen Insulindosis von 10-12 I.E., die anhand des Nüchternblutzuckers langsam erhöht wird, bis morgendliche Zielwerte zwischen 80-120 mg/dl (4,4-6,7 mmol/l) ohne nächtliches Hypoglykämien-Risiko erreicht werden [10, 114, 120, 215]. Die Empfehlungen zur Blutzucker-Selbstkontrolle sind im Kap. 9.1. zu finden. Die Dosistitration erfolgt nach einem einfachen Schema [10, 114]. Wir praktizieren in einer Modifikation der TITRATE-Studie [10] die sog. "Dreier-Regel", die einfach zu vermitteln ist und für den Patienten eine unkomplizierte Handlungsanweisung darstellt (☞ Abb. 8.17).

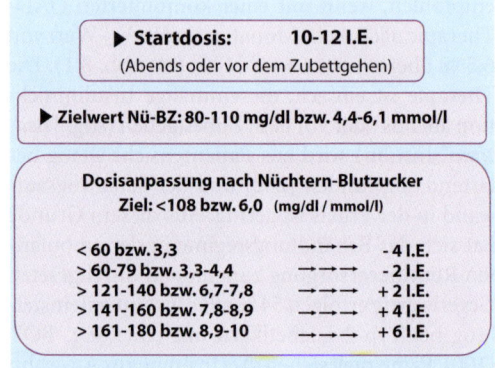

Abb. 8.16: Empfehlungen für die Dosistitration der basalen Insulintherapie in Kombination mit OAD [10, 114].

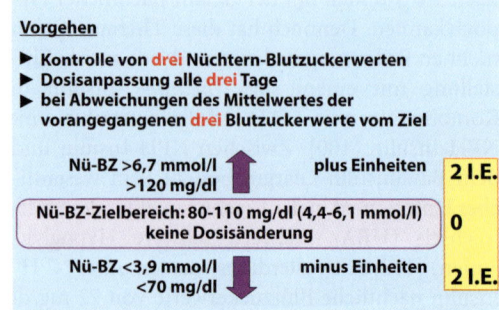

Abb. 8.17: Die sog. "Dreier-Regel" als einfache Handlungsanweisung für Blutzucker-Selbstkontrolle und Anpassung der Insulindosis bei BOT.

Die Effektivität der Basalinsulin-unterstützen oralen Therapie ist zeitlich begrenzt, so dass innerhalb von ein bis zwei Jahren eine Intensivierung durch ein zusätzliches Insulin erforderlich wird:

- 4-T-Studie (BOT mit Detemir): Im ersten Behandlungsjahr wurde in 17,9 % und nach drei Jahren in 81,6 % ein zusätzliches Insulin erforderlich [76, 78].

- Die Wirksamkeit einer BOT mit Glargin war auf 2,1 Jahre begrenzt [141]

- Bei einer initialen Therapie von spätabendlichem NPH-Insulin mit OAD (96 Patienten einer konsekutiven Stichprobe von 400 Typ-2-Patienten; ☞ Tab. 8.2) war nach 1,8 Jahre in 66,5 % der Fälle eine Intensivierung der Therapie durch ein zweites Insulin erforderlich.

Bei unzureichender Effektivität der sog. BOT, d.h., wenn innerhalb von zwei Quartalen ein HbA$_{1c}$-Wert von 7,5 % überschritten wird [120], sehen die Leitlinien eine Intensivierung der Insulintherapie vor (☞ Abb. 8.2).

8.5.3. Konventionelle Insulintherapie (CT; Mischinsulintherapie in fixer Kombination)

Die **konventionelle Insulintherapie** (CT), gewöhnlich in Form einer zweimaligen Injektion eines Mischinsulins in fixer Kombination, versucht den prandialen und basalen Insulinmangel im fortgeschrittenen Diabetesstadium mit einem starren Therapieregime auszugleichen. Sie gilt nach M. Berger als geeignete Behandlung für die überwiegende Mehrheit der insulinpflichtigen Typ-2-Diabetiker [7] und war in der Vergangenheit das bevorzugte "Einstiegsmodell" in der ambulanten Routineversorgung [100]. Die Therapieoption wird von jedem zweiten Patienten der Altersgruppe der 60 bis 70jährigen bevorzugt (☞ Tab. 8.2). Die Behandlung mit nur zwei Injektionen wird als "Vorteil" gegenüber der intensivierten Therapie gewertet und geht mit einer größeren Therapiezufriedenheit bei vergleichbarer Stoffwechselqualität einher [180].

Die Therapie mit Mischinsulin erfordert einen relativ gleichförmigen Tagesablauf mit regelmäßiger Mahlzeitenverteilung. Ein "physiologischer" Insulinersatz ist nicht möglich (☞ Abb. 4.2). Insulin fehlt in der prandialen Phase und ist postprandial im Überschuss vorhanden (☞ Abb. 8.18). Für die Praxis der Insulintherapie ergeben sich daraus Nachteile:

- Geringere Flexibilität im Tagesrhythmus

- Hypoglykämiegefahr (z.B. bei körperlicher Aktivität)

- Notwendigkeit von Zwischenmahlzeiten zur Vermeidung von Hypoglykämien (Gewichtszunahme!)

- Morgendliche Hyperglykämie infolge unzureichender Wirkung der abendlichen Verzögerungskomponente

- Unzureichende postprandiale Blutzuckersenkung

- In der Regel Notwendigkeit eines Spritz-Ess-Abstandes

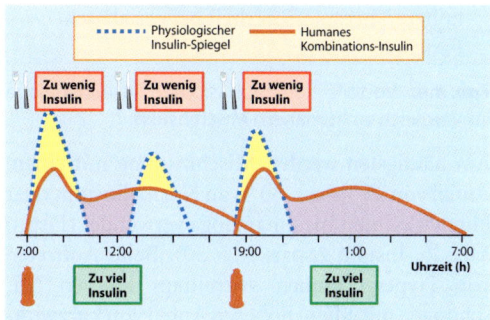

Abb. 8.18: Schematische Darstellung der Insulinspiegel bei Therapie mit humanem Mischinsulin in fixer Kombination (z.B. 25/75 oder 30/70).

Diese Nachteile von humanem Mischinsulin lassen sich teilweise durch biphasische Insulinanaloga ausgleichen (☞ z.B. Humalog Mix 25®, NovoMix 30®, Liprolog Mix 25® u.a.). Die rasch einsetzende Wirkung der kurzwirksamen Insulinanaloga gestattet eine bessere Annäherung an physiologische Verhältnisse, so dass die postprandiale Blutzuckersenkung zur Morgen- und Abendmahlzeit effektiver ist (☞ Abb. 8.19). Gegenüber humanem Mischinsulin verbessert sich die Einstellungsqualität bei gleichzeitig reduzierter Hypoglykämie-Rate [11, 90].

- Verbesserte postprandiale Blutzucker-einstellung (Frühstück und Abendbrot) im Vergleich zum Basalinsulin
- Bessere "Nachahmung" einer physiologischen Insulinsubstitution im Vergleich zu humanem Mischinsulin
- Geringeres Hypoglykämie-Risiko (weniger Zwischenmahlzeiten erforderlich – besseres Gewichtsmanagement)
- Kein Spritz-Ess-Abstand erforderlich (Behandlungskomfort für den Patienten)
- Injektion auch nach der Mahlzeit möglich – höhere Therapiesicherheit bei geriatrischen Patienten (z.B. bei Anorexie)

Tab. 8.4: Vorteile von biphasischen Insulinanaloga im Vergleich zu humanem Mischinsulin.

Am häufigsten werden Mischinsuline mit einem Anteil von 25 % bzw. 30 % an Normalinsulin oder kurzwirksamen Insulinanaloga verwendet (Lispro Mix 25, Insulin Aspart Mix 30). Beim Auftreten von Hyperglykämien vormittags können Mischungen mit einem höheren Anteil von kurzwirksamen Insulinen (z.B. 50 %) eingesetzt werden. Mittags besteht häufig ein prandialer Insulinmangel (☞ Abb. 8.19), so dass zusätzlich ein kurzwirksames Insulinanalogon zum Ausgleich der Hyperglykämie nachmittags erforderlich wird [78].

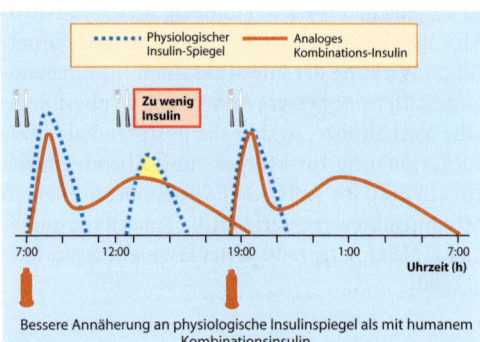

Abb. 8.19: Schematische Darstellung der Insulinspiegel bei der Therapie mit biphasischen Insulinanaloga in fixer Kombination (z.B. 25/75 oder 30/70). Es gelingt eine bessere Annäherung an physiologische Verhältnisse zum Frühstück und Abendessen. Mittags besteht ein prandialer Insulinmangel.

▶ Praktisches Vorgehen

Die initiale Insulindosis orientiert sich am Körpergewicht (**Berechnungsformel: 0,5 × kg KG ÷ 2;** ☞ Kap. 8.5.1.). Für die Verteilung der Gesamtdosis morgens und abends empfiehlt sich ein Verhältnis von 2:1 bis 3:2 (☞ Abb. 8.20).

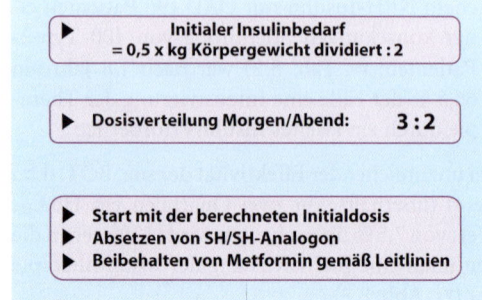

Abb. 8.20: Ermittlung des initialen Insulinbedarfs bei konventioneller Insulintherapie (2 Injektionen Mischinsulin).

In Abhängigkeit vom Körpergewicht kann die Therapie mit 8 I.E. bis 12 I.E. morgens bzw. 4 I.E. bis 6 I.E. abends begonnen werden (Berechnungsbeispiel ☞ Abb. 8.21).

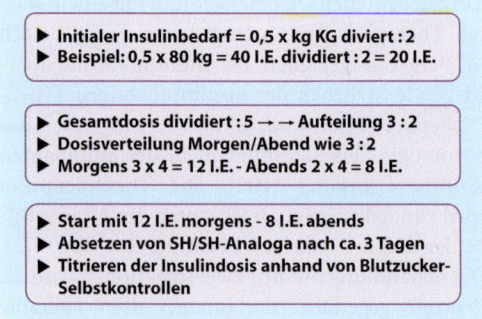

Abb. 8.21: Berechnungsbeispiel bei konventioneller Insulintherapie mit Mischinsulin in fixer Kombination.

Anhand der Blutzucker-Selbstkontrollen wird die Insulindosis im weiteren Verlauf schrittweise nach 3 bis 4 Tagen um 2 I.E. bis 4 I.E. erhöht, um Blutzuckerzielwerte morgens nüchtern und präprandial vor der Abendmahlzeit unter 110 mg/dl (6,1 mmol/l) zu erreichen. Die abendliche Dosierung orientiert sich am Blutzucker-Nüchternwert, für die Anpassung der Morgendosis ist die Höhe des präprandialen Blutzuckers vor dem Abendessen entscheidend. Erfolgte die Vorbehandlung mit

Metformin und Sulfonylharnstoffen, sollten letztere schrittweise abgesetzt werden (☞ Kap. 8.5.5.) um die Insulintherapie in der Kombination mit Metformin fortzusetzen. Nach eigenen Erfahrungen lässt sich mit diesem einfachen Vorgehen bei ca. zwei Drittel der Patienten mit Typ-2-Diabetes das in der UKPDS-Studie geforderte Therapieziel eines HbA$_{1c}$-Wertes unter 7 % erreichen (☞ Abb. 8.23).

Bei der **Umstellung** einer Basalinsulin-unterstützten Therapie mit OAD auf eine zweimalige Injektion von Mischinsulin empfiehlt sich folgendes Vorgehen:

- Aufteilen der bisherigen Gesamttagesdosis auf eine morgendliche und abendliche Insulininjektion im Verhältnis 2:1 bis 3:2. Bei hohen Tagesdosen (>50 I.E.) sollte die Gesamtmenge um ca. 10-20 % reduziert werden.

- Absetzen der OAD mit Ausnahme von Metformin

- Beispiel: Bisherige Tagesdosis 38 I.E. NPH-Insulin (22.00 Uhr) → Aufteilung in zwei Injektionen Mischinsulin (25/30) : morgens 22 I.E. und abends 16 I.E.

In der Vergangenheit war die Mischinsulintherapie mit ca. 75 % das häufigste Einstiegsmodell der Insulinbehandlung bei Typ-2-Diabetikern im niedergelassenen Bereich [100]. Inzwischen ist die Bedeutung zu Gunsten der einfachen basalen Insulintherapie in Kombination mit OAD auf ca. 29 % der Erstinsulinierungen zurückgegangen. Als Nachteile werden den Mischinsulinen fehlende Flexibilität, Gewichtszunahme, Hypoglykämie-Risiko sowie suboptimale Therapieergebnisse angelastet [86, 114]. Neue Daten (Evidenzklassen 1a und 1b) erfordern eine Relativierung von Vorbehalten gegenüber der Mischinsulintherapie:

- Die 4-T-Studie zeigte eine bessere Effektivität von supplementärer Insulintherapie und biphasischen Insulinanaloga hinsichtlich der HbA$_{1c}$-Senkung als eine basale Insulintherapie. Bei vergleichbarer Stoffwechselqualität zeichnen sich Mischinsuline gegenüber der prandialen Therapie durch den Vorteil einer Halbierung von Hypoglykämien und einen geringeren Gewichtsanstieg aus [78]. Nach drei Jahren waren unter der sog. Mischinsulintherapie der mittlere Tagesinsulinbedarf und die Notwendigkeit eines zweiten Insulinpräparates am geringsten [76].

- In einer Metaanalyse konnte die Überlegenheit von biphasischen Insulinen gegenüber einer sog. BOT mit Insulin Glargin in Kombination mit Metformin hinsichtlich der Absenkung von HbA$_{1c}$-und postprandialen Blutzuckerwerten ohne erhöhtes Risiko schwerer und nächtlicher Hypoglykämien belegt werden [109]. In der HbA$_{1c}$-Verbesserung waren prandiale Insulintherapie und biphasische Insuline vergleichbar, während der Gewichtsanstieg unter Mischinsulinen geringer ausfiel (☞ Abb. 8.22).

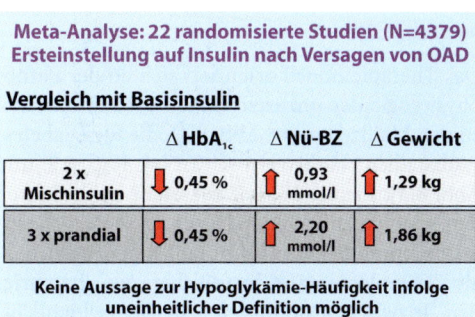

Keine Aussage zur Hypoglykämie-Häufigkeit infolge uneinheitlicher Definition möglich

Abb. 8.22: Metaanalyse: Therapieergebnisse von konventioneller Insulintherapie (2 mal Mischinsulin) und supplementärer Insulintherapie im Vergleich zur BOT [109].

Im Rahmen der Vielfalt von Therapiemodellen kann die sog. Mischinsulintherapie ihren Platz behaupten – sie ist besser als ihr Ruf. Sie ist aus Patientensicht eine Option, wenn Prioritäten in der Begrenzung der täglichen Insulininjektionen gesehen werden und Einfachheit der Therapie vor Flexibilität rangieren (z.B. geriatrische Patienten). Aus der Sicht des Hausarztes stellen biphasische Insulinanaloga ein einfaches, sicheres Therapiekonzept dar, das eine bessere postprandiale Blutzuckerabsenkung gegenüber Verzögerungs- oder Basalinsulin gestattet.

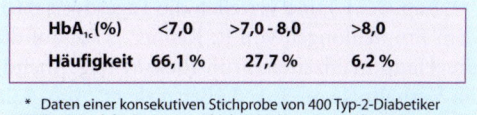

* Daten einer konsekutiven Stichprobe von 400 Typ-2-Diabetiker
** Ein Drittel der Patienten erhielten biphasische Insulinanaloga

Abb. 8.23: Ergebnisqualität einer konventionellen Insulintherapie mit Mischinsulinen* bei 212 Patienten** einer konsekutiven Stichprobe von 400 Typ-2-Diabetikern (☞ Tab. 8.2) Es erreichten 2/3 aller Patienten einen HbA$_{1c}$ <7 % nach den Empfehlungen der UKPDS-Studie.

8.5.4. Prandiale Insulintherapie ("supplementäre" Insulintherapie; SIT)

In den Leitlinien wird die prandiale Insulintherapie dann als Option empfohlen (☞ Abb. 8.2), wenn die postprandialen Blutzuckerwerte bei noch akzeptablen Nüchternwerten erhöht sind und Flexibilität in Beruf und Alltag erwünscht ist. Weiterhin ist eine Behandlung postprandialer Glukosewerte dann erforderlich, wenn HbA_{1c}-Zielwerte bei normnahen präprandialen Blutglukosespiegeln nicht erreicht werden. Für die Therapie entscheiden sich bevorzugt jüngere Patienten (☞ Tab. 8.2).

Das Therapiemodell orientiert sich an der Pathophysiologie der unzureichenden Insulinsekretion zu den Mahlzeiten (☞ Abb. 8.4), die für Diabetes-Frühstadien charakteristisch ist (☞ Kap. 8.2. und Abb. 8.3). Bruns [18] hat vor mehr als 15 Jahren den Versuch, mit kleinen Dosen von Normalinsulin den prandialen Insulinmangel auszugleichen, als "**komplementäre Insulintherapie**" beschrieben. Inzwischen dominieren in Deutschland intensivierte Therapiestrategien bei Typ-2-Diabetes (DIG-Studie; ☞ Abb. 8.7).

Der prandiale Insulinersatz kann mit Normalinsulin oder schnellwirkenden Insulinanaloga erfolgen (☞ Kap. 3.1.), wobei in der täglichen Praxis keine nennenswerten Unterschiede zwischen den Insulinen Aspart, Lispro und Glulisin erkennbar sind. Mit den Insulinanaloga gelingt eine bessere Imitation der prandialen Insulinsekretion (☞ Abb. 4.5) mit ausgeprägterer Absenkung postprandialer Blutzuckerwerte [19]. Gleichzeitig wird ein flexiblerer Tagesablauf möglich (kein Spritz-Ess-Abstand), Zwischenmahlzeiten werden überflüssig und das Hypoglykämie-Risiko ist geringer (Übersicht bei [120]).

Praktisches Vorgehen: Wir ermitteln den theoretischen Insulinbedarf nach unserer "Praxisformel" (☞ Kap. 8.5.1.) und verteilen die Tagesdosis nach dem Empfehlungen von R. Renner [170] auf die drei Hauptmahlzeiten (Frühstück, Mittag, Abend) im Verhältnis von 3: 1: 2 (Beispiele ☞ Abb. 8.24 und 8.25). Anhand der Blutzucker-Selbstkontrolle (☞ Kap. 9.1.) erfolgt eine schrittweise Anpassung der prandialen Insulindosis, bis postprandiale Zielwerte von unter 140 mg/dl (<7,8 mmol/l) erreicht werden. Die Erhöhung der einzelnen Insulindosen sollte in einer Größenordnung von ca. 20 % erfolgen [114]. Bei morgendlicher Hyperglykämie wird ein abendliches Verzögerungs- oder Basalinsulin erforderlich (☞ Abb. 8.24). Innerhalb von zwei bis drei Jahren kann das bei 41 % bis. 74 % der Patienten der Fall sein [76, 89]. Prinzipiell kann zwischen NPH-Insulin und den Basalinsulinen Detemir und Glargin gewählt werden. Die Therapieleitlinien bezeichnen dieses Vorgehen – supplementäre Insulintherapie plus abendliches NPH- oder Basalinsulin – als intensivierte konventionelle Insulintherapie (ICT) [120], die allerdings von den intensivierten Behandlungsformen bei Typ-1-Diabetes zu unterscheiden ist (☞ Kap. 4.4.2.). Der Start kann mit ca. 10-12 I.E. eines NPH-Insulins um 22.00 Uhr oder mit einem langwirkenden Insulinanalogon abends begonnen werden. Für die Auswahl des Insulinpräparates gelten die gleichen Kriterien wie bei der "Basalinsulin-unterstützten" oralen Therapie (☞ Kap. 8.5.2.). Die Dosisanpassung erfolgt anhand der Nüchternglykämie, bis Zielwerte von 80 bis 110 mg/dl (4,4-6,1 mmol/l) erreicht werden (Schema in Abb. 8.16).

- ▶ **Insulinbedarf = 0,5 x kgKG dividiert durch 2**

- ▶ **Dosisverteilung* Morgen/Mittag/Abend: 3 : 1 : 2**

- ▶ **Steigender Nüchtern-Blutzuckerwert (>120 mg/dl bzw. 6,7 mmol/l) = Indikator eines basalen Insulinmangels ⟶**
- ▶ **NPH oder langwirkende Insulinanaloga abends Startdosis z.B. 12 I.E.**

Abb. 8.24: Vorgehen bei Beginn einer supplementären Insulintherapie nach R. Renner.

- ▶ **Initiale Insulindosis = 0,5 x kg KG dividiert : 2**
- ▶ **Adipöser Typ-2-Diabetiker: 94,5 kgKG**
  94,5 x 0,5 = ca. 48 dividiert : 2
  Initialdosis = 24 I.E. pro Tag

- ▶ **Dosisverteilung Morgen/Mittag/Abend: 3 : 1 : 2**
  Morgens 12 I.E. - Mittag 4 I.E. - Abendbrot 8 I.E.
  BE-Dosisanpassung nicht erforderlich -
- ▶ **Fixes Dosis-Schema häufig ausreichend**

Abb. 8.25: Rechenbeispiel: Ermittlung des initialen Insulinbedarfs bei supplementärer Insulintherapie bei einem adipösen Typ-2-Diabetiker.

Die **supplementäre Insulintherapie** ist von den intensivierten Insulintherapiemodellen beim Typ-1-Diabetes zu trennen, dem ein absoluter Insulinmangel zugrunde liegt. Somit ist auch eine direkte Übertragung von Regeln der prandialen und basalen Insulinsubstitution (☞ Kap.4.4.2.2.1.) auf den Typ-2-Diabetes nicht möglich. Bei letzterem wird die erforderliche Insulindosis neben dem relativen Insulindefizit durch das Ausmaß der Insulinresistenz beeinflusst. Aus diesem Grunde sind aufwendige Berechnungen von BE- und Korrekturfaktoren (☞ Kap.4.4.2.2.3.) ebenso überflüssig, wie tägliche Blutzuckermessungen in der Häufigkeit wie bei Typ-1-Diabetikern. Empfehlungen zum sinnvollen Umgang mit der Blutzucker-Selbstkontrolle werden im Kap. 9.1. geben. Eine supplementäre Insulintherapie mit Insulin Aspart in fixer Dosierung und einfacher individueller Anpassung führt zu vergleichbaren Ergebnissen (HbA$_{1c}$, Therapiezufriedenheit, Lebensqualität), wie eine aufwendige flexible Insulindosierung auf der Grundlage von BE- und Korrekturfaktoren [125] – ungeachtet einer Verdoppelung von Schulungsaufwand und Blutzucker-Selbstkontrollen.

Ein häufiger Fehler der ICT bei Typ-2-Diabetikern ist die Übertragung von Regeln der basalen Insulinsubstitution bei Typ-1-Diabetes, d.h. viele Patienten erhalten ein morgendliches und spätabendliches NPH-Insulin. Überinsulinierung und unerwünschte Gewichtszunahme sind die Folgen. Auf morgendliches Verzögerungsinsulin kann beim Gros der Typ-2-Diabetiker verzichtet werden, da regelhaft eine bedeutende endogene Insulinreserve nachweisbar ist [211]. Zumeist reicht diese Insulinrestsekretion zusammen mit Normalinsulin oder kurzwirkenden Analoga zur Deckung des Tagesinsulinbedarfs aus. Mit einem "Fastentest" als einfache und kostengünstige Methode lässt sich auch unter Praxisbedingungen ein basales Insulindefizit aufdecken: Blutzuckeranstieg um 35 mg/dl (2 mmol/l) innerhalb von 6 Stunden [18]. Eigene Erfahrungen unterstreichen die Notwendigkeit, eine morgendliche Gabe von Verzögerungsinsulin auch mit Hinblick auf ein besseres Gewichtsmanagement stets kritisch zu überprüfen.

Bei Umstellung von einer konventionellen Insulintherapie (z.B. zweimal Mischinsulin in fixer Kombination) auf eine ICT praktizieren wir folgendes Vorgehen:

Aufteilung der Tagesinsulindosis der Vortherapie*:
• ca. 2/3 prandiales Insulin – Verhältnis Morgen/Mittag/Abend = 3 : 1 : 2
• ca. 1/3 abendliches Verzögerungs- oder Basalinsulin
• Keine morgendliche Gabe von Verzögerungsinsulin!
* Bei gehäuften Hypoglykämien unter der CT ist eine Reduktion der Tagesinsulindosis um ca. 10-20 % ratsam.

Mit einer SIT bzw. ICT gelingt beim Typ-2-Diabetes die beste Annäherung der Insulinsubstitution an physiologische Verhältnisse. Dennoch mangelt es an Evidenz in Form prospektiver, randomisierter Endpunktstudien für die Überlegenheit dieses Therapiemodells. In der Kumamoto-Studie führte eine intensivierte Insulintherapie mit besserer Absenkung von postprandialen Blutzuckerspiegeln und HbA$_{1c}$-Werten zur Reduktion mikrovaskulärer Komplikationen [136]. Der Vergleich von supplementären und basalen Therapieregimen in drei prospektiven Therapiestudien (APOLLO-, HEART2D- und 4-T-Studie [16, 76, 169] erbrachte keine Überlegenheit der SIT hinsichtlich der HbA$_{1c}$-Absenkung. Vielmehr waren Gewichtsanstieg und Hypoglykämien bei prandialer Insulintherapie am ausgeprägtesten. Auch gab es in der HEART2D-Studie keine Unterschiede in den kombinierten kardiovaskulären Endpunkten zwischen prandialem und basalem Therapieregime [169]. In der NICE-Studie konnte erstmalig in einer prospektiven Studie nach 4,5 Jahren eine signifikante Reduktion der kumulativen kardiovaskulären Ereignisrate um 43 % (RRR) unter prandialer Therapie mit Insulin Aspart im Vergleich zu Humaninsulin nachgewiesen werden [135].

Die Therapieleitlinien sehen auch beim Typ-2-Diabetes die Möglichkeit einer Insulinpumpentherapie vor, wenn mittels der ICT die Therapieziele nicht erreicht werden können (☞ Abb. 8.2). Hinsichtlich der Indikation und der Voraussetzungen sei auf die Kap. 4.4.2.3.2. und 4.4.2.3.3. verwiesen. Ein überzeugender Vorteil der CSII gegenüber der ICT konnte allerdings in Metaanalysen bei Typ-2-Diabetikern nicht belegt werden [87].

8.5.5. Insulin und orale Antidiabetika: Welche Kombinationspartner?

Eine Kombinationstherapie von Insulin mit oralen Antidiabetika ist in den Leitlinien der DDG zur antihyperglykämischen Therapie des Typ-2-Diabetes in unterschiedlichen Behandlungsphasen vorgesehen (☞ Abb. 8.1). Hinsichtlich der Zulassung bestehen folgende Kombinationsmöglichkeiten (alphabetische Reihenfolge):

- Acarbose
- Glitazone (auschließlich Pioglitazon)
- DPP-4-Inhibitoren (sog. "Inkretinverstärker") – ausschließlich Sitagliptin
- Sulfonylharnstoffe und Sulfonylharnstoff-Analoga (Natiglinide, Repaglinide)

Bei sämtlichen Modellen der Insulintherapie wird Metformin als bevorzugte Kombination empfohlen (☞ Abb. 8.1), wenn keine Kontraindikationen oder Unverträglichkeiten bestehen. Gegenüber einer Insulinmonotherapie hat die Kombination mit Metformin Vorteile, die durch zahlreiche Studien (Übersicht bei [124]) und evidenzbasierte Cochrane-Analysen [47]) belegt sind:

- HbA$_{1c}$-Verbesserung
- Besseres Gewichtsmanagement (Gewichtsreduktion oder geringere Zunahme unter Insulin)
- Reduktion des exogenen Insulinbedarfs
- Verbesserung der Lipidparameter

Besonders durch eine spätabendliche Metformingabe lässt sich häufig der Nüchternblutzucker (Hemmung der hepatischen Glukoseproduktion nachts) günstig beeinflussen. Die Kombination von Insulin und Metformin hat gegenüber den Sulfonylharnstoffen den günstigsten Effekt auf die Gewichtsentwicklung, gleichgültig, ob Metformin mit einer Insulinmonotherapie kombiniert wird, oder eine Insulineinstellung bei ineffektiver Therapie von Metformin und Lebensstilintervention erforderlich wird.

- Glukosestoffwechsel: HbA$_{1c}$ ↓ 1,0-2,0 %
- Lipidparameter: ↑ HDL-Cholesterin, ↓ VLDL-Cholesterin, ↓ Triglyceride
- Antithrombotische Effekte
- Appetithemmende Effekte (neu: Anstieg von GLP-1)
- ↓↓ Risiko: Colon- und Pankreaskarzinom

Keine Indikationseinschränkungen

- Alter, GFR bis 50 ml/min
- Herzinsuffizienz NYHA I und II
- akuter Herzinfarkt

Tab. 8.5: Übersicht der Metforminwirkungen. Consensus Statement Update: Diabetologia 2009;52:17-30.

Eine Kombination von Sulfonylharnstoffen und Insulin, wie z.B. in der klassischen Form der BOT als Kombination von Glimepirid und Insulin Glargin, zeigt den ungünstigsten Effekt auf die Gewichtsentwicklung (☞ Abb. 8.26). Ein gelegentlich zu beobachtender "Spareffekt" an exogenem Insulin von ca. 8-10 Einheiten wird dadurch relativiert, dass durch die Sulfonylharnstoff-induzierte Insulinsekretion Hypoglykämien auftreten können [161, 192, 213].

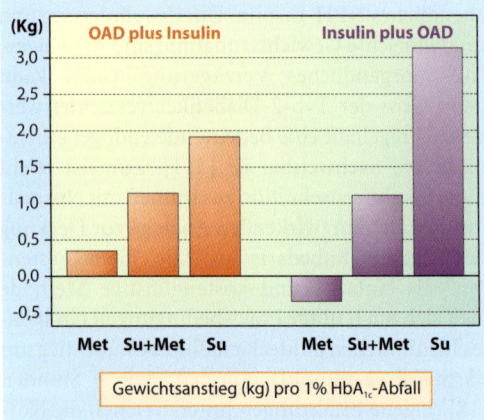

Abb. 8.26: Gewichtsveränderungen in Abhängigkeit vom HbA$_{1c}$-Abfall: Kombination von Insulin bei ineffektiver Vortherapie mit OAD und Zugabe von OAD bei Insulinmonotherapie: Gewichtsanstieg in kg pro 1 % HbA$_{1c}$-Abfall [213].

Im Rahmen der Intensivierung der Insulintherapie ist in den Leitlinien eine Kombination von Insulin mit Pioglitazon vorgesehen (☞ Abb. 8.1). Aus pathophysiologischer Sicht erscheint diese Kombination sinnvoll, da neben dem Ausgleich des Insulinmangels gleichzeitig eine Reduktion der Insulinresistenz an Skelettmuskulatur, Leber und Fettgewebe durch Glitazone erfolgt. Für diese Therapie kommen besonders Patienten mit ausgeprägter Insulinresistenz in Betracht. In der PROactive-Studie konnte neben einem kardioprotektiven Effekt von Pioglitazon eine Reduktion des Insulinbedarfs um ca. 10-25 % beobachtet werden [34]. Allerdings gilt es eine Reihe von Nebenwirkungen und Kontraindikationen zu beachten (☞ Tab. 8.6).

FDA und EMA: Nutzenbewertung der Glitazone

- Der medizinische Nutzen von Pioglitazon überwiegt die Risiken
- Rosiglitazon wurde wegen negativer Wirkung auf kardiovaskuläre Erkrankungen von der europäischen Zulassungsbehörde im September 2010 vom europäischen Markte genommen und das Bundesinstitut für Arzneimittel und Medizinprodukte verordnete ein Vertriebsstopp für Deutschland
- Beide Glitazone erhöhen das Frakturrisiko bei Frauen, verursachen Ödeme und Herzinsuffizienz
- Pioglitazon reduziert das kardiovaskuläre Risiko

Tab. 8.6: Stellungnahme der FDA und EMA zur Bewertung der Glitazone.

Die Kombinationstherapie von Insulin und Pioglitazon ist im Vergleich mit allen anderen oralen Antidiabetika mit dem größten Gewichtsanstieg vergesellschaftet, der zu Lasten einer gesteigerten Flüssigkeitsretention und einer subkutanen Fettgewebszunahme geht. Wöchentliche Gewichtskontrollen und bei Zeichen einer Flüssigkeitsretention die Gabe niedrig dosierter Diuretika werden empfohlen [8]. Pioglitazon ist bei allen Schweregraden der Herzinsuffizienz kontraindiziert. Andererseits können Glitazone besonders bei kardiovaskulär vorgeschädigten Patienten das Risiko einer Herzinsuffizienz erhöhen. Grundsätzlich ist bei der Kombination von Insulin mit Pioglitazon der Nutzen einer HbA_{1c}-Verbesserung (bei gleich-

zeitigem Gewichtsanstieg) gegenüber den Nebenwirkungen und Risiken sorgfältig abzuwägen.

Neu in der Zulassung ist die Kombination von Insulin mit dem DPP-4-Hemmer Sitagliptin, der u.a. den Abbau des Inkretinhormons GLP-1(*Glucagon-Like Peptide*-1) hemmt, so dass die Stoffwechselwirkungen von GLP-1 therapeutisch genutzt werden (☞ Abb. 8.27). Die zusätzliche Gabe von Sitagliptin ist bei allen Insulinschemata möglich und führt zur Verbesserung der Stoffwechseleinstellung bei Gewichtsneutralität [203]. Gegenwärtig sind die praktischen Erfahrungen noch begrenzt, es ist jedoch eine Verringerung des Insulinbedarfs zu erwarten.

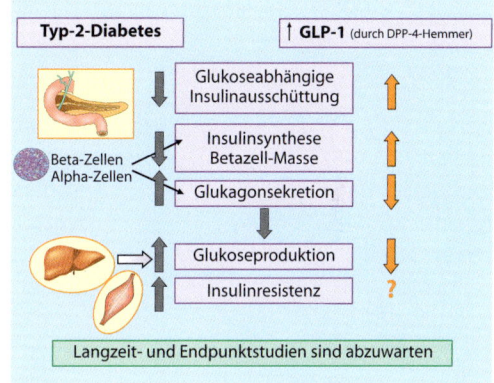

Abb. 8.27: Schematische Darstellung der Pathophysiologie des Typ-2-Diabetes mellitus und dem Therapieansatz von DPP-4-Hemmern (sog. "Inkretinverstärker").

9. Blutzuckerselbstkontrolle (BZSK) bei Typ-2-Diabetes mellitus

Während die BZSK für die eigenverantwortliche Stoffwechselführung bei Typ-1-Diabetikern zum unentbehrlichen Bestandteil und Goldstandard der intensivierten Insulintherapie geworden ist (☞ Kap. 4.5. und 4.6.), besteht kein Konsens über die Sinnhaftigkeit der BZSK bei Patienten mit Typ-2-Diabetes mellitus [138, 187]. Die Meinungen gehen besonders bei der Frage auseinander, ob die BZSK bei Typ-2-Diabetikern, die nicht mit Insulin behandelt werden, zum notwendigen Bestandteil eines adäquaten Diabetesmanagements zählen sollte. Die Konsensusleitlinien der *International Diabetes Federation* (IDF) empfehlen als Standardversorgung eine BZSK für alle Typ-2-Diabetiker vom Diagnosezeitpunkt an. In evaluierten Schulungsprogrammen [103] wird die Bedeutung der BZSK beim *"Empowerment"*-Modell als integraler Bestandteil des Selbstmanagements der Patienten hervorgehoben.

Blutzuckerteststreifen gelten **leistungsrechtlich als Arzneimittel** und können prinzipiell bedarfsgerecht bei Typ-2-Diabetikern verordnet werden, wenn es aus medizinischer Notwendigkeit geboten erscheint. Somit werden Blutzuckerteststreifen in das Arzneimittelvolumen einbezogen und fallen auch unter das Wirtschaftlichkeitsgebot. Jeder Arzt hat die Indikation für die Verordnung individuell zu prüfen, befindet sich jedoch in dem Dilemma, dass es bisher weder von der Deutschen Diabetes-Gesellschaft (DDG) noch im Rahmen Nationaler Versorgungsleitlinien einheitliche Empfehlungen zur BZSK bei Typ-2-Diabetes gibt. Auch Krankenkassen und Kassenärztlichen Vereinigungen variieren in ihren Aussagen für eine "wirtschaftliche" Verordnung von Blutzuckerteststreifen in den Bundesländern erheblich voneinander. Daher fehlen in Deutschland einheitliche und klare Regelungen für eine Kostenerstattung.

9.1. Empfehlungen zur BZSK bei Typ-2-Diabetikern mit Insulinbehandlung

Hinweise zum praktischen Vorgehen der BZSK, den Qualitätsanforderungen und den therapeutischen Konsequenzen finden sich im Kap. 4.6.1.

Von der IDF wird die BZSK bei Typ-2-Diabetikern für eine Therapie mit oralen Antidiabetika oder mit Insulin sowohl in der intensiven als auch in der Standardversorgung empfohlen. Bei insulinpflichtigen Patienten richten sich die Empfehlungen für eine individualisierte Messfrequenz nach den unterschiedlichen Therapiemodellen [133].

Für die **intensivierte Insulintherapie** ergeben sich bei Patienten mit Typ-2-Diabetes Unterschiede zum Typ-1-Diabetes. In Abhängigkeit von der Krankheitsdauer des Typ-2-Diabetes trägt die noch vorhandene endogene Insulinreserve in unterschiedlichem Ausmaß zur Stabilisierung des Stoffwechsels bei. So ist die Substitution des Basalinsulins weniger aufwendig und Stoffwechselkorrekturen durch angepasste Insulingaben sind seltener erforderlich. Der Bedarf an Blutzuckerteststreifen wird geringer eingeschätzt als bei Typ-1-Diabetes [116, 133]. Instabile Stoffwechselphasen erfordern eine viermalige Messung pro Tag, d.h., morgens nüchtern und präprandial vor den Hauptmahlzeiten sowie vor dem Schlafengehen (☞ Tab. 4.11). Zusätzlich werden ein bis zwei 7-Punkt-Tagesprofile mit Einbeziehung von postprandialen Messwerten pro Woche empfohlen. Zur Beurteilung stabiler Stoffwechselphasen reichen gewöhnlich drei Messungen vor den Hauptmahlzeiten aus.

Bei der **konventionellen Insulintherapie** entfallen gewöhnlich die Nahrungs-abhängige Dosisanpassung sowie Korrekturen von Blutzuckerschwankungen durch kurzwirksame Insuline. Folglich wird die erforderliche Messfrequenz des Blutzuckers geringer eingeschätzt als bei intensivierter Insulintherapie. Bei der konventionellen Insulintherapie sind die Diskrepanzen in den Empfehlung der BZSK (auch in den unterschiedlichen Schulungsprogrammen) am größten und restriktive Hinweise von Krankenkassen zur "wirtschaftlichen" Verordnungsweise von Blutzuckerteststreifen verunsichern Patienten und Therapeuten gleichermaßen.

Die Blutzuckermessungen zum Zeitpunkt der Insulininjektionen, d.h., morgens nüchtern und vor der Abendmahlzeit, erlauben eine orientierende

Aussage über die Richtigkeit der Insulindosierungen. In Übereinstimmung mit den Vorschlägen anderer Arbeitsgruppen [116, 133] empfehlen wir ein sog. kleines Tagesprofil (morgens nüchtern, präprandial vor den Hauptmahlzeiten und vor dem Schlafengehen) wöchentlich (☞ Abb. 9.1) und bei ansteigendem HbA_{1c}-Wert die zusätzliche Erfassung postprandialer Werte (☞ Kap. 8.5.3.). Bei Hypoglykämiesymptomen und in Sondersituationen (Sport, akute Erkrankungen, Therapie mit Glukokortikoiden u.a.) sind zusätzliche Messungen in Abhängigkeit von der individuellen Situation erforderlich.

Die Kombination von oralen Antidiabetika mit abendlichem Verzögerungs-oder Basalinsulin (BOT; ☞ Kap. 8.5.2.) zielt auf eine Normalisierung des Nüchtern-Blutzuckerwertes. Folglich kann sich eine sinnvolle BZSK auf eine regelmäßige Kontrolle des Nüchternblutzuckers anfangs häufiger, später auf zweimal wöchentlich und die gelegentliche Durchführung eines sog. kleinen Tagesprofils (morgens nüchtern und präprandial vor den Hauptmahlzeiten sowie vor dem Zubettgehen) reduzieren.

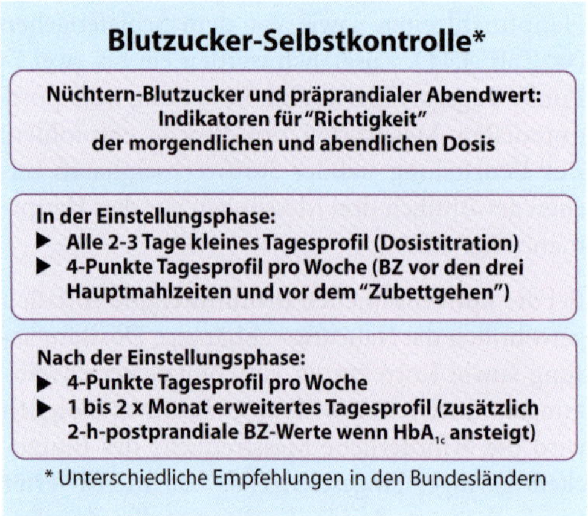

Blutzucker-Selbstkontrolle*

Nüchtern-Blutzucker und präprandialer Abendwert:
Indikatoren für "Richtigkeit"
der morgendlichen und abendlichen Dosis

In der Einstellungsphase:
▶ Alle 2-3 Tage kleines Tagesprofil (Dosistitration)
▶ 4-Punkte Tagesprofil pro Woche (BZ vor den drei Hauptmahlzeiten und vor dem "Zubettgehen")

Nach der Einstellungsphase:
▶ 4-Punkte Tagesprofil pro Woche
▶ 1 bis 2 x Monat erweitertes Tagesprofil (zusätzlich 2-h-postprandiale BZ-Werte wenn HbA_{1c} ansteigt)

* Unterschiedliche Empfehlungen in den Bundesländern

Abb. 9.1: Empfehlungen zur BZSK bei konventioneller Insulintherapie mit Mischinsulinen.

10. Gestationsdiabetes

Als **Gestationsdiabetes** wird jede erstmals während einer Schwangerschaft diagnostizierte Störung der Glukosetoleranz jeglicher Ausprägung bzw. die Manifestation eines Diabetes mellitus bezeichnet. Der Diagnosezeitpunkt ist dabei ohne Bedeutung. Die Diagnostik erfolgt mittels des standardisierten oralen Glukosetoleranztests mit 75 Gramm Glukose (☞ Tab. 10.1). Definitionsgemäß handelt es sich um ein Krankheitsbild, das **nur während der Schwangerschaft** auftritt. Die Diagnose kann die Erstmanifestation eines Typ-1-Diabetes oder eines Typ-2-Diabetes mellitus einschließen. Eine Re-Klassifizierung ist somit erst postpartal möglich.

Beim GDM gelten sämtliche Regeln der intensiven Betreuung wie bei Schwangeren mit bereits bekanntem Typ-1-Diabetes mellitus (☞ Kap. 6.). Das therapeutische Vorgehen orientiert sich am erreichen der Zielwerte (☞ Abb. 10.1):

- Erlernen der Blutzucker-Selbstkontrolle mit Dokumentation (6-Punkt-Tagesprofil (☞ Kap. 4.6.1.)
- Ernährungsumstellung – ggf. Insulintherapie
- Regelmäßige ärztliche Konsultationen beim Diabetologen (alle 2 Wochen)
- Frühzeitige Vorstellung in einem Entbindungszentrum
- Intensives fetales Monitoring und individuelle Festlegung des Entbindungszeitpunktes möglichst nahe dem errechneten Termin

Im Zentrum aller Maßnahmen steht die normoglykämische Stoffwechseleinstellung (☞ Tab. 6.3). Werden **zwei** von sechs Zielwerten im Tagesprofil

an drei aufeinander folgenden Tagen überschritten, ist eine Korrektur der Therapie erforderlich.

Eine Insulintherapie wird erforderlich, wenn die Stoffwechselziele (☞ Tab. 6.3) durch eine Ernährungsumstellung nicht erreicht werden. Das Insulinregime orientiert sich an der Ergebnisqualität der Blutzuckereinstellung. Mittels der intensivierten Insulintherapie nach dem Basis-Bolus-Konzept ist eine flexible Gestaltung der Therapie möglich (☞ Kap. 8.5.4.). Das bedeutet, eine dem Tagesrhythmus der Patientin angepasste individuelle "Insulintherapie nach Maß", die besonders dem wechselnden Insulinbedarf im Schwangerschaftsverlauf Rechnung trägt (☞ Kap. 6.1.). Für den Einsatz von Humaninsulin oder Insulinanaloga gelten die gleichen Empfehlungen wie für schwangere Typ-1-Diabetikerinnen (☞ Kap. 6.3.).

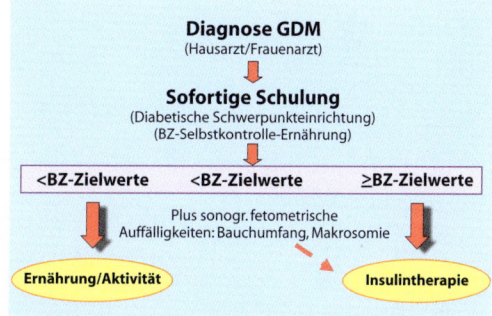

Abb. 10.1: Flussschema des therapeutischen Vorgehens bei Gestationsdiabetes nach den Empfehlungen der Deutsche Diabetes-Gesellschaft.

Messzeitpunkt	Kapilläres Vollblut (mg/dl bzw. mmol/l)	Venöses Plasma (mg/dl bzw. mmol/l)
Nüchtern	≥90 bzw. ≥5,0	≥95 bzw. ≥5,3
Nach einer Stunde	≥180 bzw. ≥10,0	≥180 bzw. ≥10,0
Nach zwei Stunden	≥155 bzw. ≥8,6	≥160 bzw. ≥8,9

Tab. 10.1: Diagnostik des Gestationsdiabetes (GDM) – Bewertung des 75-g-oGTT: Der Test wird morgens nüchtern nach ca. achtstündiger Nahrungskarenz durchgeführt. Die Testlösung (75 Gramm wasserfreie Glukose gelöst in 300 ml Wasser oder 300 ml eines entsprechenden Oligosaccharidgemisches, z.B. DEXTRO-OGT) wird innerhalb von 5 Minuten getrunken. Nach den derzeitigen Empfehlungen der Deutschen Diabetes-Gesellschaft liegt ein GDM vor, wenn mindestens **zwei** der folgenden Grenzwerte überschritten werden. Wenn nur **ein Wert** die oben genannten Grenzwerte erreicht oder überschreitet, so liegt definitionsgemäß eine **eingeschränkte Glukosetoleranz** vor (**IGT** → gleiche therapeutische Konsequenz bei beim GDM).

11. Insulintherapie im Alter

In Deutschland werden mehr als 5 % aller Menschen über 70 Jahre mit Insulin behandelt [60]. Infolge des hohen Anteils von Diabetikern im fortgeschrittenen Alter nimmt auch die absolute Zahl von Patienten mit einer Insulinbehandlung zu (☞ Abb. 11.1). Das unterstreicht die Forderung nach einfachen und praktikablen Modellen der Insulintherapie für diesen Personenkreis. Jeder 4. Bewohner von Pflegeheimen ist Diabetiker, wobei der Anteil mit Insulin behandelter Patienten bis zu 70 % betragen kann [59, 166]. Infolge der Multimorbidität sind diese Patienten häufig auf fremde Hilfe angewiesen.

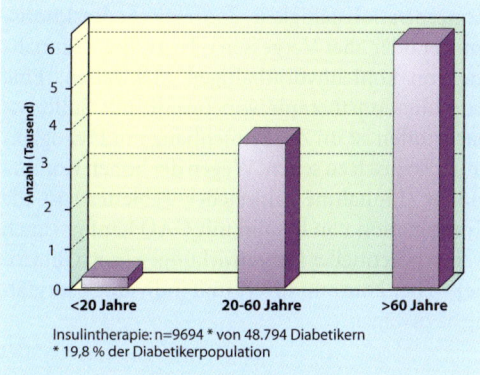

Abb. 11.1: Absolute Häufigkeit der Insulintherapie in Abhängigkeit vom Alter [166].

Die Diabetestherapie bei geriatrischen Patienten wird durch eine Vielzahl altersrelevanter Probleme, wie Multimorbidität, reduzierte körperliche Aktivität, verminderte Lebensaktivität, kognitive Beeinträchtigung, Sehstörungen, anorektische Reaktionen und fehlendes Durstgefühl, kompliziert. Die Therapieziele werden sich deshalb vornehmlich am Erhalt von Lebensqualität und mentaler Leistungsfähigkeit unter weitgehender Berücksichtigung von Multimorbidität und sozialem Umfeld des Patienten orientieren [54]. Bei einer Insulineinstellung geht es nicht um eine **Normoglykämie um jeden Preis**, sondern vordergründig um die Prävention von hyperglykämischen Symptomen und eine Verbesserung kognitiver Leistungsfähigkeit. Die Einstellung des Glukosestoffwechsels hat keine alleinige Priorität. Die Behandlung sollte den Lebensabend älterer Menschen so

wenig wie möglich belasten, jedoch das therapeutisch Notwendige einschließen, um akuten Komplikationen vorzubeugen. Die Wahl des Therapiemodells orientiert sich an folgenden Fragen:

- Wo sind die Grenzen für eine Mitarbeit des Patienten?
- Ist eine regelmäßige Nahrungsaufnahme garantiert?
- Erhalt größtmöglicher Selbständigkeit und Unabhängigkeit
- Für die eigenständige Durchführung der Insulininjektion sind 3 Fähigkeiten des älteren Patienten zu prüfen [216]:
  - der Patient muss ausreichend zählen können, um richtig zu Dosieren
  - das Sehvermögen muss ausreichen, um die Dosisangaben zu erkennen
  - der Tremor darf die manuelle Injektionstechnik nicht einschränken

Eine Relativierung von Therapiezielen (HbA$_{1c}$ von 7-8 %) ist im Einzelfall erforderlich. Besonders bei kardiovaskulär vorgeschädigten Patienten ist eine behutsame Absenkung des HbA$_{1c}$-Wertes ratsam. Als bevorzugtes Modell der Insulintherapie im Alter wird die konventionelle Insulintherapie in Form von zwei Injektion eines Mischinsulins in fixer Kombination morgens und abends präprandial empfohlen [54, 55]. Wichtig: Mehr als 2 Injektionen pro Tag reduzieren in der Regel die Lebensqualität [55]. Für betagte Patienten sind die biphasischen Mischinsuline mit kurzwirksamen Insulinanaloga eine wichtige Option, da die Injektion auch nach der Mahlzeit erfolgen kann, so dass z.B. bei Patienten mit Anorexie adäquat reagiert werden kann (☞ Kap. 8.5.3.). Auch der Wegfall eines Spritz-Ess-Abstandes bringt Sicherheit und mehr Behandlungskomfort für Patienten und Therapeuten.

Mit steigendem Alter wird der Wunsch nach Flexibilität geringer zu Gunsten "einfacher" Therapiemodelle (☞ Kap.8.4.). Nach eigenen Erfahrungen wünscht sich jeder zweite Patient im Alter über 70 Jahre eine Basalinsulin-unterstützte orale Therapie mit einer Insulininjektion zur Nacht (☞ Tab. 8.2). Bei betagten Patienten ist jeder Zweite mit den herkömmlichen strukturierten Behandlungs-

und Schulungsprogrammen für konventionelle Insulintherapie überfordert [179], so dass spezielle und inzwischen evaluierte Schulungsprogramme für geriatrische Diabetespatienten (SGS) entwickelt wurden [15].

Als weitere Option ist die supplementäre Therapie in fixer Dosierung (SIT; ☞ Kap. 8.5.4.) möglich. Gegenwärtig fehlen Daten, die einen Vorteil hinsichtlich Stoffwechsel- und Lebensqualität belegen. Die Therapie kann bei unregelmäßiger Nahrungsaufnahme z.B. durch Pflegepersonal im Altenheim, durchgeführt werden.

Systematische Untersuchungen zum Alterseinfluss auf die Pharmakokinetik von Insulinpräparaten fehlen weitgehend. Wir fanden eine verzögerte Absorption von subkutan injiziertem Normalinsulin mit ausgeprägter peripherer Hyperinsulinämie bis zu 90 Minuten und eine prolongierte hypoglykämische Wirkung bei 60jährigen Personen [168]. Es bleibt offen, ob einer veränderten Absorptionskinetik von Insulin im höheren Alter eine klinische Relevanz zukommt.

Hypoglykämien sind bei geriatrischen Patienten problematisch, da sie oft asymptomatisch und prolongiert verlaufen. Häufig fehlen die typischen Frühwarnsymptome. Es gibt monosymptomatische Verläufe, bei denen es zu Verwirrtheit, Benommenheit oder sogar zu vorübergehenden Halbseitenlähmungen (wie beim Schlaganfall) kommt. Die Wahrnehmung von Hypoglykämien kann infolge einer diabetischen Polyneuropathie oder anderer Erkrankungen dieser Altersgruppe (z.B. M. Parkinson, apoplektischer Insult, Epilepsie, Herzinsuffizienz u.a.) beeinträchtigt sein. Aufgrund der körperlichen und geistigen Einschränkungen sind die Patienten nicht in der Lage, Zeichen von Unterzuckerung zu erkennen, das Befinden mitzuteilen oder selbst zu reagieren (☞ Abb. 11.2). Schwere Hypoglykämien erhöhen bei älteren Typ-2-Diabetikern das Demenz-Risiko, so dass die Prophylaxe von Hypoglykämien in diesem Alterssegment eine noch größere Aufmerksamkeit erfordert [209].

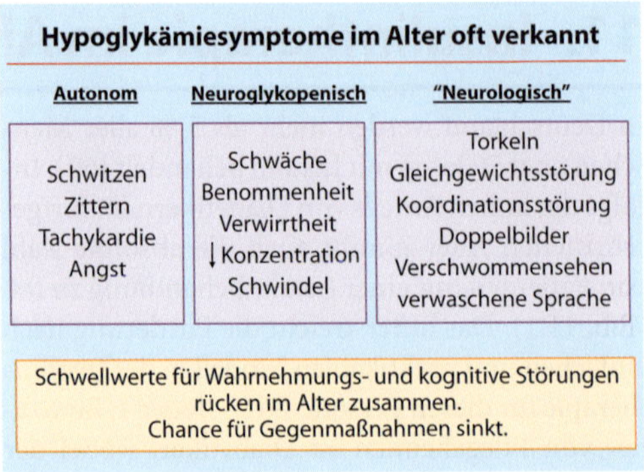

Abb. 11.2: Besonderheiten von Hypoglykämiesymptomen bei älteren Patienten.

Die Ursachen von Hypoglykämien sind vielfältig: unzuverlässige Insulininjektion infolge von herabgesetztem Sehvermögen oder eingeschränkter Konzentrationsfähigkeit, anorektische Reaktionsmuster oder aber Vergessen oder zu späte Einnahme von kohlenhydrathaltigen Mahlzeiten. Eine Kombinationstherapie von Insulin mit Sulfonylharnstoffen ist im Zusammenhang mit Hypoglykämien kritisch zu sehen. Wegen der hohen Komorbidität (Einnahme zahlreicher Tabletten) ist die Kombination von Insulin mit OAD häufig – auch wegen potentieller Nebenwirkungen (z.B. Glitazone) – eher kontraindiziert und individuell sorgfältig abzuwägen.

12. Sondersituationen

12.1. Perioperative Stoffwechselführung

Mehr als die Hälfte aller Diabetiker unterziehen sich im Verlauf ihrer Krankheit einem operativen Eingriff, vornehmlich in der zweiten Lebenshälfte. Während der peri- und postoperativen Phase ist der sog. **Postaggressionsstoffwechsel** durch katabole Prozesse charakterisiert. Eine gesteigerte Mobilisation von Katecholaminen, Glukokortikoiden, Glukagon- und Wachstumshormon u.a. sog. Stresshormonen führt über eine Lipolyseaktivierung zum Anstieg freier Fettsäuren, zum Eiweißkatabolismus und zur Hyperglykämie. Letztere gilt als unabhängiger Prädiktor für perioperative Infektionen und korreliert mit einer erhöhten Morbidität (Übersicht bei [200]). Bei guter Stoffwechseleinstellung – und wenn keine Risiken durch vaskuläre oder neuropathische Folgeschäden bestehen – sind perioperative Morbidität oder Mortalität sowie Wundheilungsstörungen auch bei Diabetikern nicht erhöht [81, 140, 200].

Für die transitorische peri- und postoperative Stoffwechselverschlechterung ist die Insulinresistenz als Folge von kontrainsulinären Stresshormonen von Bedeutung. Beim Typ-2-Diabetes wird darüber hinaus das relative Insulindefizit durch Hemmung der Insulinsekretion weiter verstärkt und trägt damit zur Akzentuierung der Hyperglykämie bei. Die Therapiestrategie während der peri- und postoperativen Phase wird durch den Diabetestyp, aber auch durch die Art der Operation bestimmt. Folgende Faktoren sind für die Vorgehensweise von Bedeutung:

- Typ des Diabetes und Diabetesdauer
- Existenz diabetischer Folgeschäden
- Qualität der präoperativen Stoffwechseleinstellung
- Dauer und Schweregrad der Operation
- Planbarkeit des operativen Eingriffs
- Notoperation

Die perioperative Betreuung von Diabetikern erfordert die interdisziplinäre Zusammenarbeit von Chirurgen, Anästhesiologen und Diabetologen bzw. diabetologisch versierten Internisten. Das perioperative Management umfasst eine bedarfs-gerechte Insulin-, Flüssigkeits- und Elektrolytsubstitution und muss folgende Aspekte berücksichtigen [126, 189, 200]:

- Bei elektiven Eingriffen normnahe Stoffwechseleinstellung unter Vermeidung starker Blutzuckerschwankungen mit Zielwerten von 110-140 mg/dl (6,1-7,8 mmol/l), ggf. Verschieben des OP-Termins zur Stoffwechseloptimierung
- Vermeiden von Hypoglykämien, besonders während der Anästhesie
- Vermeiden einer Ketoazidose während des Eingriffs
- Präoperative Insulinierung bei Typ-2-Diabetikern, bei denen mit oralen Antidiabetika keine optimale Stoffwechseleinstellung erreicht wurde, da die perioperative Stoffwechselbelastung zur Entgleisung führen kann
- Vorbehandlung mit Metformin: Entgegen älteren Auffassungen ist es ausreichend, Metformin bei normaler Nierenfunktion am Vorabend der Operation abzusetzen; bei normalem postoperativem Verlauf kann die Therapie an den Folgetagen fortgesetzt werden [78a]

Bei planbaren Operationen ist es wünschenswert, mit Insulin behandelte Diabetiker möglichst frühmorgens als erste zu operieren. Bei Notfalloperationen sollten präoperativ Hyperglykämie, Elektrolyt- und Flüssigkeitsstatus korrigiert werden (parenterale Glukose-Insulin-Kalium-Infusion; ☞ Tab. 12.1).

- 500 ml 10 %ige Glukoselösung, die 10 mmol Kalium-Chlorid und 16 I.E. Normalinsulin enthält, wird mit einer Geschwindigkeit von 80 ml/h infundiert
- Bei hohem Ausgangsblutzucker oder adipösen Patienten (BMI > 30 kg/m²) werden 20 I.E. Normalinsulin pro 500 ml Glukoselösung empfohlen
- BZ-Kontrollen anfangs stündlich, später alle 2-4 Stunden
- Bei BZ-Anstieg um >50 mg/dl (2,8 mmol/l) oder bei Werten >200 mg/dl (11,2 mmol/l) → Insulindosis um 4 I.E. pro 500 ml Infusionslösung erhöhen
- Bei BZ-Abfall <100 mg/dl (5,6 mmol/l) → Insulindosis um 4 I.E. pro 500 ml Infusionslösung reduzieren
- Fortsetzung der GIK-Infusion bis ca. 1 Stunde nach der ersten Nahrungsaufnahme

Tab. 12.1: Vorgehen mittels eines Glukose-Insulin-Kalium-(GIK)-Regimes.

Bei **leichten und mittelschweren Operationen** (z.B. Appendektomie, Herniotomie, Cholecystektomie u.a.) wird in Abhängigkeit von Diabetestyp und Behandlung folgendes Vorgehen empfohlen [140, 189]:

▶ Diät bzw. Ernährungstherapie

- Keine Nahrungsaufnahme am OP-Tag
- BZ-Kontrollen vor OP-Beginn
- Bei OP-Dauer >3 Stunden BZ-Kontrollen; bei Werten >200 mg/dl bzw.11,2 mmol/l → 4-6 I.E. Normalinsulin s.c.
- 5 %ige Glukose i.v.

▶ Diät und OAD

- Metformin am Vorabend der OP absetzen
- Alle anderen OAD nach der letzten Mahlzeit absetzen; Sulfonylharnstoffe mit langer Halbwertzeit (Glimepirid) zwei Tage vor der OP pausieren
- Keine Nahrungsaufnahme am OP-Tag
- BZ-Kontrollen vor OP-Beginn
- Bei OP-Dauer >3 Stunden BZ-Kontrollen; bei Werten >200 mg/dl bzw. 11,2 mmol/l → 4-6 I.E. Normalinsulin s.c. – in Abhängigkeit vom BZ weitere kleine Dosen (4-6 I.E.) von Normalinsulin

- 5 %ige Glukose i.v.

▶ Insulintherapie

- Keine Nahrungsaufnahme am OP-Tag
- 50 % der üblichen Insulindosis bei konventioneller Insulintherapie
- Bei Basis-Bolus-Therapie nur Basalinsulin in üblicher Dosierung
- BZ-Kontrollen vor und 2-stündlich während der OP; bei Werten >200 mg/dl bzw. 11,2 mmol/l → 4-6 I.E. Normalinsulin s. c.
- weitere verzettelte Gaben (4-6 I.E.) Normalinsulin nach BZ-Wert
- 5 %ige Glukose i.v. – bei Problemen Übergang auf Glukose-Insulin-Kalium-Infusion (☞ Tab. 12.1)
- Übergang auf die übliche Insulintherapie bei problemlosem postoperativem Verlauf mit der ersten Mahlzeit

Bei **lange dauernden Eingriffen** und **schweren Operationen** gelten die gleichen Prinzipien wie oben zuzüglich intensivmedizinischer Maßnahmen:

- Intra- und postoperative Glukose-Insulin-Kalium-Infusion (☞ Tab. 12.1) – alternativ ist die Insulinapplikation über einen Perfusor möglich (50 I.E./50 ml NaCl 0,9 %)
- Engmaschige BZ-Kontrollen intraoperativ (stündlich) und postoperativ (alle 2-4 Stunden)
- Wiederaufnahme der subkutanen Insulingaben nach der ersten regulären postoperativen Mahlzeit

Beim postoperativen Vorgehen sollte die Glukose-Insulin-Kalium-Infusion bzw. die parenterale Glukose-Insulin-Infusion bis zu einer Stunde nach der ersten Nahrungsaufnahme fortgesetzt werden. In der postoperativen Phase dominieren katabole Stoffwechselprozesse und der Insulinbedarf kann infolge der gesteigerten Mobilisation von kontrainsulinären Stresshormonen erhöht sein. Patienten, die eine selbständige Insulin-Dosisanpassung auf der Grundlage von Blutzucker-Selbstkontrollen durchführen, sollten ihr Management postoperativ möglichst bald wieder eigenständig während des Klinikaufenthaltes fortsetzen.

12.2. Insulintherapie auf der Intensivstation

Die Stresshyperglykämie z.B. nach Traumata und Unfällen, ist Folge der Grunderkrankung und eine Ursache von intensivmedizinisch relevanten, lebensbedrohlichen Komplikationen [126, 200]. Die notwendige Therapie zielt auf eine Reduktion der Glukotoxizität und den Ausgleich eines relativen Insulinmangels. Die Arbeitsgruppe um van den Berghe [200] konnte bei chirurgischen und internistischen Intensivpatienten durch eine intensivierte Insulintherapie die Prognose schwerstkranker Patienten unabhängig von der Grunderkrankung verbessern. Eine normnahe Stoffwechseleinstellung mit Blutglukosewerten von 80-110 mg/dl (4,4-6,1 mmol/l) reduziert die Endpunkte, wie Mortalität, Häufigkeit von Organdysfunktionen, Infektionen, neurologische Komplikationen und die Liegedauer. In gleicher Weise wird die Bedeutung einer normnahen Blutzuckereinstellung bei intensivmedizinischer Behandlung des akuten Herzinfarktes diskutiert (DIGAMI-1 und DIGAMI-2-Studie [193]). Andererseits konnte in der NICE-SUGAR-Studie die Überlegenheit einer intensiven blutzuckersenkenden Therapie mittels Insulininfusion nicht bestätigt werden [39]. Der gegenwärtige Stand lässt sich wie folgt zusammenfassen:

- Der Nutzen von Insulin (z.B. Glukose-Insulin-Kalium-Infusion) wird dann relativiert, wenn das Ziel einer Blutzuckernormalisierung nicht erreicht wird
- Das Therapieziel einer normnahen Blutzuckereinstellung auf einer Intensivstation dürfte im Allgemeinen nur mit einer Insulininfusion erreichbar sein
- Bei intensivierter Insulintherapie steigt das Hypoglykämie-Risiko und kann bei intensiver Insulintherapie den Effekt einer normnahen Blutzuckereinstellung antagonisieren – ein sorgfältiges Blutglukose-Monitoring ist erforderlich.
- Vor Entlassung von der Intensivstation kann die Insulininfusion gestoppt werden und eine Umstellung auf subkutane Insulininjektionen erfolgen

Für die Stoffwechselführung auf der Intensivstation gelten die oben genannten Empfehlungen bei intra-und postoperativer Insulintherapie mittels Perfusor oder Glukose-Insulin-Kalium-Infusion.

12.3. Insulintherapie und Sport

Jedem mit Insulin behandelten Diabetiker ist es möglich, regelmäßig Sport, aber auch unter bestimmten Bedingungen Leistungssport zu treiben. Der Blutzuckerabfall während sportlicher Aktivitäten wird durch Steigerung der hepatischen Glukoseproduktion (HGP) ausgeglichen, wenn keine Glukose aus der Nahrung zur Verfügung steht. Bei anhaltender körperlicher Belastung werden über eine gesteigerte Lipolyse durch Mobilisation kontrainsulinärer Hormone (Katecholamine, Kortisol, Wachstumshormon, Glukagon) freie Fettsäuren zur Metabolisierung bereitgestellt. Beim Gesunden wird die Insulinsekretion während der Muskelarbeit gedrosselt, so dass die Leber ausreichende Glukosemengen zur Energiegewinnung bereitstellt. Beim Typ-1-Diabetes besteht durch die Insulinsubstitution ein relativer Insulinüberschuss, der eine bedarfsgerechte Steigerung der HGP verhindert, so dass bei gleichzeitig erhöhter Glukoseaufnahme durch die Muskulatur unerwünschte Hypoglykämien auftreten können. Bei unzureichender Insulinierung kann es andererseits bei Ausdauersport durch Metabolisierung von freien Fettsäuren zum **paradoxen Blutzuckeranstieg** und zur **Ketonämie** kommen. Zusammengefasst wird durch Muskeltätigkeit bei ausreichender Insulinwirkung die Blutzuckerkonzentration gesenkt, während bei relativem Insulinmangel der Blutzucker ansteigt. Für Patient mit einer Insulinbehandlung sind einige Regeln für den Umgang mit Sport zu berücksichtigen [91]:

- Blutzuckerkontrollen zu Beginn von sportlichen Aktivitäten
- Bei Blutzuckerwerten >250 mg/dl (13,9 mmol/l) bzw. Nachweis von Ketonkörpern im Blut (Blutazeton >1,1 mmol/l) oder im Urin besteht ein ausgeprägter Insulinmangel – sportliche Aktivitäten erst nach Stoffwechselkorrektur durch Insulinsubstitution beginnen

- Korrektur der Insulindosis in Abhängigkeit von Art, Intensität und Dauer der Muskelarbeit (☞ Tab. 12.2) – grundsätzlich gibt es keine verbindlichen universellen Regeln der Insulin-Dosis-Beziehung bei sportlichen Aktivitäten. Zusammen mit dem Patienten muss der Therapeut individuelle Anpassungsregeln erarbeiten.
- Bei Sport von kurzer Dauer und geringer Intensität nur zusätzlich rasch resorbierbare Kohlenhydrate (sog. Sport-BE), z.B. 1-2 KHE, wobei sich nach eigenen Erfahrungen auch Bananen gut eignen
- Bei proliferativer Retinopathie sind Blutdruckanstiege >180-200/100 mg Hg zu vermeiden
- Keine körperlichen Belastungen bis ca. 6 Wochen nach einer Lasertherapie oder Augenoperation
- Krafttraining und Kampfsportarten sind bei diabetischer Retinopathie potentiell gefährlich

Vor regelmäßigen sportlichen Aktivitäten ist eine Beurteilung der körperlichen Belastungsgrenze (Belastungs-EKG) empfehlenswert. Als Faustregel für eine Belastungsintensität gilt die Formel: Herzfrequenz 180/min minus Lebensalter. Um einen optimalen Langzeiteffekt zu erzielen, sollten 3-4-mal pro Woche 30 bis 60 min trainiert werden.

- Bei mehrstündigem oder ganztägigem Sport Normal- und Basalinsulin bis zu 50 % reduzieren
- Bei sportlichen Aktivitäten am Nachmittag und Abend das abendliche NPH- oder Basalinsulin um 0-50 % reduzieren
- Bei Sportbeginn ca. 3 Stunden nach Insulininjektion und einer Mahlzeit → Dosisreduktion von kurzwirkenden Insulinanaloga um ca. 25 bis 75 %
- Keine Dosisreduktion bei kurzwirksamen Insulinanaloga bei Sportbeginn von mehr als 3 Stunden nach Insulininjektion und Mahlzeit – bei Bedarf zusätzliche Aufnahme von Kohlenhydraten
- Bei kurzzeitigen sportlichen Aktivitäten keine Dosisreduktion von langwirkenden Insulinanaloga (Detemir, Glargin)
- Bei ganztägigen körperlichen Aktivitäten Dosisreduktion von langwirkenden Insulinanaloga um 20-50 %
- Bei Insulinpumpentherapie: Halbieren der Basalrate (bis zu 12 Stunden) bei Normalinsulin bzw. bei Analoga 2 Stunden bzw. 1 Stunde vor Beginn einer sportlichen Aktivität von mehr als 1 bis 2 Stunden

Tab. 12.2: Anpassungsempfehlungen für sportliche Aktivitäten [91].

13. Ausblick: Inkretin-basierte Therapie und/oder Insulin?

Mit der Einführung von GLP-1-Analoga in die Behandlung des Typ-2-Diaberes wurde ein neues Therapiekapitel aufgeschlagen. GLP-1 gehört zur Familie der Inkretinhormone, die vom Gastrointestinaltrakt während der Nahrungsaufnahme freigesetzt werden und vielfältige Einflüsse auf metabolische Prozesse im Körper haben (☞ Abb. 13.1).

Wichtigster Effekt ist die glukoseabhängige Stimulation der Insulinsekretion. Da diese Wirkung nur bei hohen Blutzuckerwerten einsetzt, kommt es durch GLP-1 nicht zu Hypoglykämien. Gleichzeitig wird die postprandiale Sekretion von Glukagon als Gegenspieler des Insulins unterdrückt, so dass ein besserer postprandialer Blutzuckerverlauf resultiert (☞ Tab. 13.1.). Gegenwärtig bestehen Erfahrungen mit den für die Therapie des Typ-2-Diabetes zugelassenen Inkretin-Mimetika Exenatide und Liraglutid. Nach den Therapie-Leitlinien ist die Indikation in der Kombination mit Metformin und/oder anderen OAD gegeben, wenn mit diesen Präparaten bei maximal verträglicher Dosierung Therapieziele nicht erreicht werden können [120] (☞ Abb. 8.1). Neben der HbA1c-Senkung ohne Hypglykämierisiko führt die Behandlung mit Inkretin-Mimetika über eine verzögerte Magenentleerung mit konsekutiver Reduktion der Nahrungsaufnahme zum signifikanten Gewichtsabfall [Übersicht 120]. Ob eine Therapie mit Inkretin-Mimetika die Progression des Typ-2-Diabetes beeinflussen und die Notwendigkeit einer Insulintherapie verzögern kann, bleibt abzuwarten (Im Tiermodell steigert z.B. Liraglutid die Beta-Zellmasse; ☞ Tab. 13.1).

Die Inkretinhormone sind ein wesentlicher Bestandteil der Blutglukoseregulation
• Nahrungsaufnahme setzt im Darm Peptidhormone frei, die auf das Pankreas wirken
• Diese Hormone werden als **Inkretine** bezeichnet: - **GLP-1 und GIP**

• Inkretinhormone tragen zur Blutglukoseregulation bei durch:
  - Verstärkung der glukoseabhängigen Insulinsekretion
  - Unterdrückung der Glukagonsekretion
  - verzögerte Magenentleerung
  - Regulation der Nahrungsaufnahme (Gewichtsreduktion)
  - Regeneration der Beta-Zellen (Apoptose ↓, Proliferation und Regeneration ↑; tierexperimentelle Befunde)

Tab. 13.1: Wirkungen der Inkretin-Mimetika.

Eine Kombinationstherapie von GLP-1-Analoga und Insulin ist gegenwärtig nicht zugelassen. Die Effektivität eines solchen Therapiemodells wird unter Diabetologen viel diskutiert und international bereits als „off-label" klassifizierte Therapie

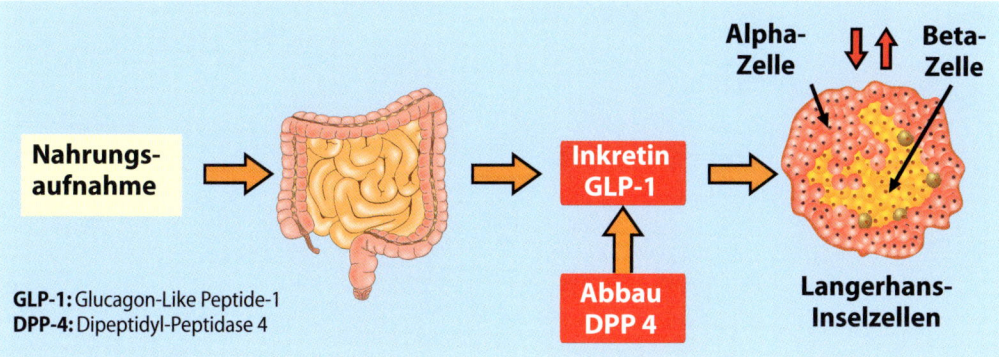

Abb. 13.1: Inkretinwirkung auf das endokrine Pankreas.

praktiziert. So lässt sich z.B. mit einer basalen Insulintherapie in Kombination mit oralen Antidiabetika (sog. BOT; ☞ Kap. 8.5.2.) der Nüchternblutzucker effektiv senken, die postprandiale Hyperglykämie bleibt vielfach erhöht. Die erforderliche Intensivierung der Insulintherapie führt zum Gewichtsanstieg und erhöht das Hypoglykämierisiko [78,109]. Die erwartete Zulassung des GLP-1-Analogons Liraglutid in Kombination mit einem Basalinsulin würde die therapeutische Lücke zwischen oralen Antidiabetika und Basalinsulin schließen.

14. Literatur

[1] Alberti G (2002) The DAWN (Diabetes Attitudes, Wishes and Needs) Study. PractDiabInt 19: 22-25

[2] Aragona M, Giannarelli R, Coppelli A, al. e (2003) Improvement of retinopathy in Type 1 diabetic patients treated with continuous subcutaneous insulin infusion (CSII). Diabetes Metab 29: 235-227

[3] Ashwell SG, Bradley C, Stephens JW, Witthaus E, Home PD (2008) Treatment satisfaction and quality of life with insulin glargine plus insulin lispro compared with NPH insulin plus unmodified human insulin in individuals with type 1 diabetes. Diabetes Care 31: 1112-1117

[4] Banting FG, Camphell WR, Fletcher AA (1922) Insulin in the treatment of diabetes mellitus. JMetabRes 2: 547-604

[5] Berger M (1993) Indikationen und Erfolge der Insulinbehandlung des Typ-II-Diabetes. Diabetes und Stoffwechsel 2: 251-260

[6] Berger M (1999) Bedarfsgerechte Insulintherapie bei freier Kost. Der Beitrag von Karl Stolte zur klinischen Diabetologie. Kirchheim Verlag, Mainz

[7] Berger M (2000) Sekundäre Therapieformen: Insulintherapie, orale Antidiabetika. Urban & Fischer Verlag, München, Jena: pp 478-487

[8] Bierwirth RA, Fendler FR, Finn JR, et al. (2007) Kombination von Insulin und Pioglitazon bei Diabetes mellitus Typ 2. Diabetes, Stoffwechsel und Herz 3: 219-221

[9] Bliss M (1982) The discovery of insulin. McClelland aned Stewart Limited, Toronto: pp 104-198

[10] Blonde L, Merilainen M, Karwe V, Raskin P (2009) Patient-directed titration for achieving glycaemic goals using a once-daily basal insulin analogue: an assessment of two different fasting plasma glucose targets - the TI-TRATE study. Diabetes Obes Metab 11: 623-631

[11] Boehm BO, Home PD, Behrend C, Kamp NM, Lindholm A (2002) Premixed insulin aspart 30 vs. premixed human insulin 30/70 twice daily: a randomized trial in Type 1 and Type 2 diabetic patients. Diabet Med 19: 393-399

[12] Bolli GB, Dimitriadis GD, Pehling GB, et al. (1984) Abnormal glucose counterregulation after subcutaneous insulin in insulin-dependent diabetes mellitus. N Engl J Med 310: 1706-1711

[13] Bolli GB, Kerr D, Thomas R, et al. (2009) Comparison of a multiple daily insulin injection regimen (basal once-daily glargine plus mealtime lispro) and continuous subcutaneous insulin infusion (lispro) in type 1 diabetes: a randomized open parallel multicenter study. Diabetes Care 32: 1170-1176

[14] Boskovic R, Feig DS, Derewlany L, Knie B, Portnoi G, Koren G (2003) Transfer of insulin lispro across the human placenta: in vitro perfusion studies. Diabetes Care 26: 1390-1394

[15] Braun A, Zeyfang A (2008) Strukturierte Schulung für geriatrische Patienten mit Diabetes mellitus. Der Diabetologe 5: 355-360

[16] Bretzel RG, Nuber U, Landgraf W, Owens DR, Bradley C, Linn T (2008) Once-daily basal insulin glargine versus thrice-daily prandial insulin lispro in people with type 2 diabetes on oral hypoglycaemic agents (APOLLO): an open randomised controlled trial. Lancet 371: 1073-1084

[17] Brunelle BL, Llewelyn J, Anderson JH, Jr., Gale EA, Koivisto VA (1998) Meta-analysis of the effect of insulin lispro on severe hypoglycemia in patients with type 1 diabetes. Diabetes Care 21: 1726-1731

[18] Bruns W, Fiedler H (2004) Insulintherapie bei Typ 2-Diabetes. UNI-MED Verlag. International Medical Publishers (London,Boston), Bremen

[19] Bruns W, Melchert J, Fischer S, et al. (2000) Präprandiale komplementäre Insulintherapie bei übergewichtigem Typ-2-Diabetes - mit Normalinsulin oder schnell wirkendem Insulinanalogon (Lispro-Insulin)? Diabetes und Stoffwechsel 9: 219-225

[20] Carroll MF, Hardy KJ, Burge MR, Schade DS (2002) Frequency of the Dawn Phenomenon in Typ 2 Diabetes: Implications for Diabetes Therapy. Diabetes Technol Ther 4: 595-605

[21] Chapman TM, Perry CM (2004) Insulindetemir. Drugs 64: 2577-2595

[22] Ciofetta M, Lalli C, Del Sindaco P, et al. (1999) Contribution of postprandial versus interprandial blood glucose to HbA$_{1c}$ in type 1 diabetes on physiologic intensive therapy with lispro insulin at mealtime. Diabetes Care 22: 795-800

[23] Colhoun HM (2009) Use of insulin glargine and cancer incidence in Scotland: a study from the Scottish Diabetes Research Network Epidemiology Group. Diabetologia 52: 1755-1765

[24] Colwell JA (1997) Controlling type 2 diabetes: are the benefits worth the costs? JAMA 278: 1700

[25] Cryer PE (1997) Hypoglycemia. Pathophysiology, Diagnosis, and Treatment. Oxford Press, Oxford

[26] Currie CJ, Poole CD, Gale EA (2009) The influence of glucose-lowering therapies on cancer risk in type 2 diabetes. Diabetologia 52: 1766-1777

[27] Danne T, Beyer P, Holl RW, et al. (2004) Evidenzbasierte Leitlinien. Diagnostik, Therapie und Verlaufskon-

trolle des Diabetes mellitus im Kindes- und Jugendalter. Diabetes und Stoffwechsel 13: 57-69

[28] Danne T, von Schütz W, Lange K, Nestoris C, Datz N, Kordonouri O (2006) Therape mit Insulinpumpen. Der Diabetologe 4: 231-331

[29] Davis SN, Mann S, Briscoe VJ, Ertl AC, Tate DB (2009) Effects of intensive therapy and antecedent hypoglycemia on counterregulatory responses to hypoglycemia in type 2 diabetes. Diabetes 58: 701-709

[30] Davis SN, Shavers C, Mosqueda-Garcia R, Costa F (1997) Effects of differing antecedent hypoglycemia on subsequent counterregulation in normal humans. Diabetes 46: 1328-1335

[31] Deckert T (2000) H.C.Hagedorn and Danish Insulin. The Poul Kristensen Publishing Co., Herning,Denmark

[32] DeFronzo RA, Bonadonna RC, Ferrannini E (1992) Pathogenesis of NIDDM. Diabetes Care 15: 318-368

[33] Dejgaard A, Lynggaard H, Rastam J, Krogsgaard Thomsen M (2009) No evidence of increased risk of malignancies in patients with diabetes treated with insulin detemir: a meta-analysis. Diabetologia 52: 2507-2512

[34] Dormandy JA, Charbonnel B, Eckland DJ, et al. (2005) Secondary prevention of macrovascular events in patients with type 2 diabetes in the PROactive Study (PROspective pioglitAzone Clinical Trial In macroVascular Events): a randomised controlled trial. Lancet 366: 1279-1289

[35] Dornhorst A, Luddeke HJ, Sreenan S, et al. (2008) Insulin detemir improves glycaemic control without weight gain in insulin-naive patients with type 2 diabetes: subgroup analysis from the PREDICTIVE study. Int J Clin Pract 62: 659-665

[36] Dreyer M (2008) Insulintherapie bei Typ-1-Diabetes. Der Diabetologe 4: 506-509

[37] Dreyer M, Berger M, Kiess W, et al. (2003) Evidenzbasierte Leitlinien der Deutschen Diabetes-Gesellschaft. Therapie des Diabetes mellitus Typ 1. Diabetes und Stoffwechsel 12: 49-66

[38] Faber-Heinemann G, Hess E, Hess G, et al. (2008) Realität der Insulintherapie bei Typ-2-Diabetes: Daten aus 41 Schwerpunktpraxen. Diabetes Stoffwechsel und Herz 5: 357-361

[39] Finfer S, Heritier S (2009) The NICE-SUGAR (Normoglycaemia in Intensive Care Evaluation and Survival Using Glucose Algorithm Regulation) Study: statistical analysis plan. Crit Care Resusc 11: 46-57

[40] Foster DW, McGarry JD (1983) The metabolic derangements and treatment of diabetic ketoacidosis. N Engl J Med 309: 159-169

[41] Frier BM (2009) Defining hypoglycaemia: what level has clinical relevance? Diabetologia 52: 31-34

[42] Fuhrmann K (1989) Diabetes mellitus und Schwangerschaft. In: Bibergeil H (ed) Diabetes mellitus. Gustav Fischer Verlag, Jena, pp 592-619

[43] Gaede P, Lund-Andersen H, Parving HH, Pedersen O (2008) Effect of a multifactorial intervention on mortality in type 2 diabetes. N Engl J Med 358: 580-591

[44] Gaudieri PA, Chen R, Greer TF, Holmes CS (2008) Cognitive function in children with type 1 diabetes: a meta-analysis. Diabetes Care 31: 1892-1897

[45] Gill GV, Woodward A, Casson IF, Weston PJ (2009) Cardiac arrhythmia and nocturnal hypoglycaemia in type 1 diabetes—the 'dead in bed' syndrome revisited. Diabetologia 52: 42-45

[46] Glazer NB, Zalani S, Anderson JH, Jr., Bastyr EJ, 3rd (1999) Safety of insulin lispro: pooled data from clinical trials. Am J Health Syst Pharm 56: 542-547

[47] Goudswaard AN, Furlong NJ, Rutten GE, Stolk RP, Valk GD (2004) Insulin monotherapy versus combinations of insulin with oral hypoglycaemic agents in patients with type 2 diabetes mellitus. Cochrane Database Syst Rev: CD003418

[48] DCCT Research Group (1993) The effect of intensive treatment of diabetes on the development and progression of long-term complications in insulindependent diabetes mellitus. The Diabetes Control and Complications Trial Research Group. N Engl J Med 329: 977-986

[49] European IDDM Policy Group (1993) Consensus guidelines for the management of insulin-dependent (type 1) diabetes. Diabet Med 10:990-1005

[50] The ADVANCE Collaborative Group (2008) Intensive Blood Glucose Control and Vascular Outcomes in Patients with Type 2 Diabetes. N Engl J Med 358: 2560-2572

[51] The ACCORD Study Group (2008) Effects of intensive glucose lowering in type 2 diabetes. N Engl J Med 358: 2545-2559

[52] UK Prospective Diabetes Study Group (1995) U.K. Prospective Diabetes Study 16. Overview of 6 Years Therapy of Type II Diabetes: A progressive Disease. Diabetes 44: 1249-1258

[53] Habrich G (2009) Die Verordnung einer Insulinpumpe aus der Sicht des MDK. Der Diabetologe 4: 283-289

[54] Hader C, Beischer W, Braun A, et al. (2004) Evidenzbasierte Leitlinien. Diagnostik,Therapie und Verlaufskontrolle des Diabetes mellitus im Alter. Diabetes und Stoffwechsel 13: 31-55

[55] Hader C, Gräf-Gruß R (2009) Praxis-Leitlinien der Deutschen Diabetes-Gesellschaft. Aktualisierte Version 2009. Diabetes mellitus im Alter. Diabetologie 4: 177-182

[56] Hallas-Moller K (1956) The lente insulins. Diabetes 5: 7-14

[57] Hauner H (2003) Insulin glargin - das erste langwirkende Insulinanalogon. Deutsches Ärzteblatt 100: A 3022-A 3027

[58] Hauner H (2006) Kosten und Anzahl der Typ-2-Diabetes-Fälle in Deutschland. Diabetologe 2: 38-43

[59] Hauner H (2008) Deutscher Gesundheitsbericht. Diabetes 2008.Diabetesepedemie und Dunkelziffer. In: (DDU) DDU (ed). Deutsche Diabetes-Union (DDU), Mainz, pp 7-11

[60] Hauner H, Köster J, von Ferber L (2003) Prävalenz des Diabetes mellitus in Deutschland 1998-2001, Sekundärdatenanylsen der Versicherungsstichprobe der AOK Hessen/KV Hessen. Dtsch med Wochr 128: 2632-2637

[61] Heidtmann B, Holl RW (2003) Insulinpumpentherapie bei Kindern und Jugendlichen. Übersicht zur Entwicklung, Erfolg und Besonderheiten dieser Therapieform. Therapieforum Diabetes 2: 3-9

[62] Heinemann L (2009) Neues zur Blutzuckerselbstmessung: Welches Gerät für wen? Kompendium Diabetes 4:26-31

[63] Heinemann L, Berger M (2000) Insulintherapie. Urban & Fischer München, Jena: pp 125-149

[64] Heinemann L, Thomas A (2009) Zukunft der Insulinpumpentherapie. Diabetes Stoffwechsel und Herz 3: 192-203

[65] Heise T, Heinemann L (2001) Rapid and long-acting analogues as an approach to improve insulin therapy: an evidence-based medicine assessment. Curr Pharm Des 7: 1303-1325

[66] Heise T, Nosek L, Ronn BB, et al. (2004) Lower within-subject variability of insulin detemir in comparison to NPH insulin and insulin glargine in people with type 1 diabetes. Diabetes 53: 1614-1620

[67] Heise T, Weyer C, Serwas A, et al. (1998) Time-action profiles of novel premixed preparations of insulin lispro and NPL insulin. Diabetes Care 21: 800-803

[68] Hemkens LG, Grouven U, Bender R, et al. (2009) Risk of malignancies in patients with diabetes treated with human insulin or insulin analogues: a cohort study. Diabetologia 52: 1732-1744

[69] Henrichs HR, Leibel RL, Reich M, et al. (2009) Experimentelle Untersuchungen und klinische Evidenz der Insulinpumpentherapie. Diabetolgie 4: 390-397

[70] Hermanns N (2008) Diabetesschulung - ein kritischer Überblick. Der Diabetologe 3: 209-224

[71] Hermanns N, Krichbaum M, Kulzer B (2009) Hypoglykämiewahrnehmungsstörungen. Diabetolgie 4: 93-112

[72] Hermansen K, Davies M, Derezinski T, Martinez Ravn G, Clauson P, Home P (2006) A 26-week, randomized, parallel, treat-to-target trial comparing insulin detemir with NPH insulin as add-on therapy to oral glucose-lowering drugs in insulin-naive people with type 2 diabetes. Diabetes Care 29: 1269-1274

[73] Hirsch IB, Bergenstal M, Parkin CG, Wright E, Buse JB (2005) A Real-World Approach to Insulin Therapy in Primary Care Practice. Clin Diab 23: 78-86

[74] Hirsch IB, Farkas-Hirsch R, Skyler JS (1990) Intensive insulin therapy for treatment of type I diabetes. Diabetes Care 13: 1265-1283

[75] Holl R, Grabert M (2008) Kinder und Jugendliche: Entwicklungen in der Versorgung der letzten 12 Jahre. In: (DDU) DD-U (ed) Deutscher Gesundheitsbericht Diabetes 2008. Deutsche Diabetes-Union (DDU), Mainz, pp 115-122

[76] Holman RR, Farmer AJ, Davies MJ, et al. (2009) Three-year efficacy of complex insulin regimens in type 2 diabetes. N Engl J Med 361: 1736-1747

[77] Holman RR, Paul SK, Bethel MA, Matthews DR, Neil HA (2008) 10-year follow-up of intensive glucose control in type 2 diabetes. N Engl J Med 359: 1577-1589

[78] Holman RR, Thorne KI, Farmer AJ, et al. (2007) Addition of biphasic, prandial, or basal insulin to oral therapy in type 2 diabetes. N Engl J Med 357: 1716-1730

[78a] Holstein A, Stumvoll M (2005) Contraindications can damage your health – is metformin a case in point? Diabetologia 48:2454-2459

[79] Home P, Kurzhals P (2006) Insulin determir: from concept to clinical experience. Expert Opin Pharmacother 7: 325-342

[80] Home PD, Lagarenne P (2009) Combined randomised controlled trial experience of malignancies in studies using insulin glargine. Diabetologia 52: 2499-2506

[81] Horning R, Thomas T, Hensen J (2009) Perioperatives Management bei Diabetespatienten. Schnelle und starke Schwankungen des Blutzuckers vermeiden. Diabetologie 3: 42-45

[82] Hummel M, Schnell O (2008) Kurzwirksame Insulinanaloga bei Typ-1-Diabetes: Empfehlungen der Leitlinien. Diabetes Stoffwechsel und Herz 3:191-201

[83] Hürter P, Jastram HU, Reglin B, al. e (2005) Diabetes bei Kindern: Ein Behandlungs- und Schulungsprogramm. Kirchheim Verlag, Mainz

[84] Hürter P, Lange K (2004) Kinder und Jugendliche mit Diabetes.Medizinischer und psychologischer Ratge-

ber für Eltern. Springer Verlag, Berlin, Heidelberg,New York

[85] Hypoglycemia ADA Working Group (2005) Defining and reporting hypoglycemia in diabetes. Diabetes Care 28: 1245-1249

[86] Janka HU (2006) Konventionelle und kombinierte Insulintherapie bei Typ-2-Diabetes. Der Diabetologe 4: 304-313

[87] Jeitler K, Horvath K, Berghold A, et al. (2008) Continuous subcutaneous insulin infusion versus multiple daily insulin injections in patients with diabetes mellitus: systematic review and meta-analysis. Diabetologia 51: 941-951

[88] Jonasson JM, Ljung R, Talback M, Haglund B, Gudbjornsdottir S, Steineck G (2009) Insulin glargine use and short-term incidence of malignancies-a population-based follow-up study in Sweden. Diabetologia 52: 1745-1754

[89] Kalfhaus J, Berger M (2000) Insulin treatment with preprandial injections of regular insulin in middle-aged type 2 diabetic patients. A two years observational study. Diabetes Metab 26: 197-201

[90] Kazda CM, Forst T, Gierhoke C, Gudat U, Kunt T (2003) Verbesserung der Blutglukoseeinstellung und Senkung der Hypoglykämierate bei Typ-2-Diabetikern unter Insulin lispro 25 %/NPL 75 %. Diabetes und Stoffwechsel 12: 233-238

[91] Kemmer FW, Halle M, Stumvoll M, Thurm U, Zimmer P (2009) Praxis-Leitlinien der Deutschen Diabetes-Gesellschaft. Aktualisierte Version 2009. Diabetes, Sport und Bewegung. Diabetologie 4: 183-186

[92] Kempf K, Martin.St., Heise T (2009) Möglichkeiten und Fehlerquellen bei der Selbstmessung. Diabetolgie 3: 38-41

[93] Kilo C, Mezitis N, Jain R, Mersey J, McGill J, Raskin P (2003) Starting patients with type 2 diabetes on insulin therapy using once-daily injections of biphasic insulin aspart 70/30, biphasic human insulin 70/30, or NPH insulin in combination with metformin. J Diabetes Complications 17: 307-313

[94] Kintzel K, Holl W, Haberland H, Grabert M, Dost A (2003) Die diabetische Ketoazidose (DKA) bei Erkrankungsbeginn im Kindes-und Jugendalter in der Bundesrepublik. Diabetes und Stoffwechsel 12: 8-12

[95] Klein O, Lynge J, Endahl L, Damholt B, Nosek L, Heise T (2007) Albumin-bound basal insulin analogues (insulin detemir and NN344): comparable time-action profiles but less variability than insulin glargine in type 2 diabetes. Diabetes Obes Metab 9: 290-299

[96] Kordonouri O (2009) Diabetestherapie bei Kindern und Jugendlichen. Diabetologie 4: 53-72

[97] Kordonouri O (2009) Differentialindikation und Relevanz der Pumpentherapie im Kindes-und Jugendalter. Der Diabetologe 4: 258-264

[98] Koschinsky T (2007) Blutzuckerselbstmanagement-Report 2006 offenbart Wissens- und Handlungsdefizite. Diabetes Stoffwechsel und Herz 3: 185-192

[99] Koskinen P, Viikari J, Irjala K, Kaihola HL, Seppala P (1985) C-peptide determination in the choice of treatment in diabetes mellitus. Scand J Clin Lab Invest 45: 589-597

[100] Kress S, Dippel FW, Kostev K, Pirk O, Reichelt A, Kotowa W (2009) Insulin glargin mit oralen Antidiabetika: Vorteilhafter Einstieg in die Insulintherapie. Diabetes, Stoffwechsel und Herz 5: 377-385

[101] Kulzer B (2008) Diabetesschulung - was ist zeitgemäß, was ist gesichert? Der Diabetologe 5: 337-347

[102] Kulzer B, Hermanns N, Kubiak T, Haak T (2004) Hypoglykämieprobleme bei Diabetes mellitus. Ätiologie,Diagnostik und Behandlung. Diabetes und Stoffwechsel 13: 139-151

[103] Kulzer B, Hermanns N, Reinecker H, Haak T (2007) Effects of self-management training in Type 2 diabetes: a randomized, prospective trial. Diabet Med 24: 415-423

[104] Kurtzhals P, Schaffer L, Sorensen A, et al. (2000) Correlations of receptor binding and metabolic and mitogenic potencies of insulin analogs designed for clinical use. Diabetes 49: 999-1005

[105] Lachin JM, Genuth S, Nathan DM, Zinman B, Rutledge BN (2008) Effect of glycemic exposure on the risk of microvascular complications in the diabetes control and complications trial—revisited. Diabetes 57: 995-1001

[106] Laing SP, Swerdlow AJ, Slater SD, et al. (1999) The British Diabetic Association Cohort Study, II: cause-specific mortality in patients with insulin-treated diabetes mellitus. Diabet Med 16: 466-471

[107] Lange K (2008) Diabetesschulung in der Pädiatrie. Der Diabetologe 5: 348-354

[108] Lange K, Burger W, Haller R, al. e (2009) Diabetes bei Kindern und Jugendlichen: Ein Schulungsprogramm. Kirchheim Verlag, Mainz

[109] Lasserson DS, Glasziou P, Perera R, Holman RR, Farmer AJ (2009) Optimal insulin regimens in type 2 diabetes mellitus: systematic review and meta-analyses. Diabetologia 52: 1990-2000

[110] Le Floch JP, Levy M, Mosnier-Pudar H, et al. (2009) Comparison of once- versus twice-daily administration of insulin detemir, used with mealtime insulin aspart, in basal-bolus therapy for type 1 diabetes: assessment of detemir administration in a progressive treat-to-target trial (ADAPT). Diabetes Care 32: 32-37

[111] Leese GP, Wang J, Broomhall J, et al. (2003) Frequency of severe hypoglycemia requiring emergency treatment in type 1 and type 2 diabetes: a population-based study of health service resource use. Diabetes Care 26: 1176-1180

[112] Levy J, Atkinson AB, Bell PM, McCance DR, Hadden DR (1998) Beta-cell deterioration determines the onset and rate of progression of secondary dietary failure in type 2 diabetes mellitus: the 10-year follow-up of the Belfast Diet Study. Diabet Med 15: 290-296

[113] Liebl A (2007) Insulintherapie bei Typ-2-Diabetes. Der Diabetologe 3: 221-230

[114] Liebl A (2008) Differenzierte Insulintherapie des Typp-2-Diabetes. Der Diabetologe 4: 516-524

[115] Lobmann R, Lehnert H (2003) Hypoglykämie. Klassifikation,Therapie und vermeidbare Fehler. Internist 44: 1275-1281

[116] Martin S, Buchholz G, Fach E, et al. (2009) Rolle der Selbstmessung der Blutglukose (SMBG) bei Diabetes mellitus. Der Diabetologe 6: 460-470

[117] Martin S, Kiess W, Lüddeke HJ, Müller UA, Schatz H, Waldhäusl W (2009) Praxis-Leitlinien der Deutschen Diabetes-Gesellschaft. Aktualisierte Version 2009. Behandlung des Diabetes mellitus Typ 1. Diabetologie und Stoffwechsel 4: 136-137

[118] Mathiesen ER, Christensen AB, Hellmuth E, Hornnes P, Stage E, Damm P (2002) Insulin dose during glucocorticoid treatment for fetal lung maturation in diabetic pregnancy: test of an algorithm [correction of analgoritm]. Acta Obstet Gynecol Scand 81: 835-839

[119] Mathiesen ER, Kinsley B, Amiel SA, et al. (2007) Maternal glycemic control and hypoglycemia in type 1 diabetic pregnancy: a randomized trial of insulin aspart versus human insulin in 322 pregnant women. Diabetes Care 30: 771-776

[120] Matthaei S, Bierwirth R, Fritsche A, et al. (2009) Praxis-Leitlinien der Deutschen Diabetes-Gesellschaft. Aktualisierte Version 2009. Behandlung des Diabetes mellitus Typ 2. Diabetologie und Stoffwechsel 4: 138-143

[121] Mazze RS, Strock E, Simonson G, Bergenstal R (2006) Diabetes Master Decision Path. John Wiley & Sons, West Sussex,England, pp 97-138

[122] Mehnert H (2008) Insulintherapie. Der Diabetologe 7: 493-498

[123] Meier JJ (2008) Beta cell mass in diabetes: a realistic therapeutic target? Diabetologia 51: 703-713

[124] Menzel R, Kerner W, Meinke G, Schmohl M (2002) Typ-2-Diabetes: Insulintherapie kombiniert mit Metformin im Vergleich zur Insulinmonotherapie. Diabetes und Stoffwechsel 11: 167-174

[125] Milek K, Wizemann E, Böhme K, Rendschmidt T (2009) Supplementäre Insulintherapie (SIT) mit Insulinaspart und Insulindetemir bei Typ 2 Diabetes: Ist ein fixes Therapieschema so effektiv wie ein flexibles Therapieschema? In: 44 Jahrestagung der Deutschen Diabetes-Gesellschaft (DDG), Leipzig

[126] Miles JM, McMahon MM, Isley WL (2008) No, the glycaemic target in the critically ill should not be < or = 6.1 mmol/l. Diabetologia 51: 916-920

[127] Monami M, Luzzi C, Lamanna C, et al. (2006) Three-year mortality in diabetic patients treated with different combinations of insulin secretagogues and metformin. Diabetes Metab Res Rev 22: 477-482

[128] Monnier L, Benichou M, Charra-Ebrard S, Boegner C, Colette C (2005) An overview of the rationale for pharmacological strategies in type 2 diabetes: from the evidence to new perspectives. Diabetes Metab 31: 101-109

[129] Monnier L, Colette C, Dunseath GJ, Owens DR (2007) The loss of postprandial glycemic control precedes stepwise deterioration of fasting with worsening diabetes. Diabetes Care 30: 263-269

[130] Monnier L, Lapinski H, Colette C (2003) Contributions of fasting and postprandial plasma glucose increments to the overall diurnal hyperglycemia of type 2 diabetic patients: variations with increasing levels of HbA(1c). Diabetes Care 26: 881-885

[131] Mühlhauser I (2000) Hypoglykämie. Urban & Fischer, München, Jena, 2.Aufl.,pp 370-386

[132] Nathan DM, Cleary PA, Backlund JY, et al. (2005) Intensive diabetes treatment and cardiovascular disease in patients with type 1 diabetes. N Engl J Med 353: 2643-2653

[133] Nauck M, El-Ouaghlidi A, Vardarli I (2009) Blutzuckerselbstkontrolle bei Diabetes mellitus. Deutsches Ärzteblatt 106: 587-594

[134] Neu A, Beyer P, Bürger-Büsing J, et al. (2009) Praxis-Leitlinien der Deutschen Diabetes-Gesellschaft.Aktualisierte Version 2009.Diagnostik,Therapie und Verlaufskontrolle des Diabetes mellitus im Kindes-und Jugendalter. Diabetologie und Stoffwechsel 4: 166-176

[135] Nishimura H, Shintani M, Maeda K, Hanaoka I, Kuzuya H (2008) Does multiple injection therapy with rapid-acting insulin analogue prevent cardiovascular disease in typ 2 diabetes? The NICE-study: a prospective,randomised,open-label,blinded endpoint study. Diabetologia 51: 588

[136] Ohkubo Y, Kishikawa H, Araki E, et al. (1995) Intensive insulin therapy prevents the progression of diabetic microvascular complications in Japanese patients with non-insulin-dependent diabetes mellitus: a ran-

domized prospective 6-year study. Diabetes Res Clin Pract 28: 103-117

[137] Ott P, Benke I, Köhler C, Hanefeld M, DIG-Studiengruppe d (2006) Diabetes Stoffwechsel und Herz. 1: 9-18

[138] Palitzsch KD (2009) Blutzuckerselbstkontrolle bei Typ-2-Diabetes. Wie oft, wann und warum messen? Diabetolgie 3: 52-54

[139] Petrak F (2006) Psychologische Barrieren der Insulintherapie bei Patienten mit Typ-2-Diabetes. Diabetes Stoffwechsel und Herz Suppl 1: 28-34

[140] Pfohl M (2001) Perioperative Betreuung bei Diabetes mellitus. Blackwell Wissenschaftsverlag Berlin-Wien, pp 286-291

[141] Pfohl M, Dippel FW, Kostev K, Maltz A, Kotowa W (2009) Längere Verweildauer unter einer basalunterstützten oralen Therapie mit Insulin Glargin (BOT) im Vergleich zu einer Kombinationstherapie aus NPH-Insulin und oralen Antidiabetika. Diabetologie 4: 166-177

[142] Pfützner A, Hanefeld M, Forst T (2009) Insulin glargin und Krebs:Wissenschaftlich begründete Warnung oder Panikmache? Diabetes Stoffwechsel und Herz 5: 432-427

[143] Pfützner A, Harzer O, Musholt PB, Scherer S, Forst T (2009) Performance of Blood Glucose Measurement Systems Influenced by Interfering Substances. Diabetes Stoffwechsel und Herz 5: 387-392

[144] Pickup JC, Kidd J, Burmiston D, al. e (2005) Effectiveness of continuous subcutaneous insulin infusion in hypoglycemia-prone type 1 diabetes. PractDiabInt 22: 10-14

[145] Pickup JC, Sutten AJ (2008) Severe hypoglycaemia and glycaemic control in Typ 1 diabetes: meta-analysis of multiple daily insulin injections compared with continuous subcutaneous insulin infusion. Diabet Med 25: 765-774

[146] Pieber TR (1999) Long acting insulin analogues: can they provide a basal insulin level? J Pediatr Endocrinol Metab 12 Suppl 3: 745-750

[147] Plank J, Siebenhofer A, Berghold A, et al. (2005) Systematic review and meta-analysis of short-acting insulin analogues in patients with diabetes mellitus. Arch Intern Med 165: 1337-1344

[148] Pocock SJ, Smeeth L (2009) Insulin glargine and malignancy: an unwarranted alarm. Lancet 374: 511-513

[149] Polonsky KS (1995) Lilly Lecture 1994. The beta-cell in diabetes: from molecular genetics to clinical research. Diabetes 44: 705-717

[150] Polonsky KS, Given BD, Hirsch LJ, et al. (1988) Abnormal patterns of insulin secretion in non-insulin-dependent diabetes mellitus. N Engl J Med 318: 1231-1239

[151] Polonsky WH, Fisher L, Guzman S, Villa-Caballero L, Edelman SV (2005) Psychological insulin resistance in patients with type 2 diabetes: the scope of the problem. Diabetes Care 28: 2543-2545

[152] Porcellati F, Rossetti P, Busciantella NR, et al. (2007) Comparison of pharmacokinetics and dynamics of the long-acting insulin analogs glargine and detemir at steady state in type 1 diabetes: a double-blind, randomized, crossover study. Diabetes Care 30: 2447-2452

[153] Radziuk J, Pye S (2006) Diurnal rhythm in endogenous glucose production is a major contributor to fasting hyperglycaemia in type 2 diabetes. Suprachiasmatic deficit or limit cycle behaviour? Diabetologia 49: 1619-1628

[154] Ratner RE, Hirsch IB, Neifing JL, Garg SK, Mecca TE, Wilson CA (2000) Less hypoglycemia with insulin glargine in intensive insulin therapy for type 1 diabetes. U.S. Study Group of Insulin Glargine in Type 1 Diabetes. Diabetes Care 23: 639-643

[155] Ratzmann KP (1988) Is there a Relationship between Metabolic Control and Glucose Concentration in Breast Milk of Typ 1 (Insulin-dependent) Diabetic Mothers? ExpClinEndocrinol 92: 32-36

[156] Ratzmann KP (1990) Das sekundäre Sulfonylharnstoff-Versagen. Dtsch med Wochr 115: 1404-1407

[157] Ratzmann KP (1991) Eine Analyse von alters-und geschlechtsspezifischer Diabetesprävalenz sowie Behandlungsart: Die Berlin-Studie. AktEndokrStoffw 12: 220-223

[158] Ratzmann KP (1991) Psychologische Aspekte bei Diabetikern mit Sekundärversagen einer Sulfonylharnstofftherapie. Dtsch med Wochr 116: 87-90

[159] Ratzmann KP (1996) Diabetologische Praxis. Kirchheim Mainz 2. Aufl.

[160] Ratzmann KP (2008) Mischinsuline: Auslaufmodell oder Alternative? Der Allgemeinarzt 30: 24-26

[161] Ratzmann KP, Berger M (1990) Kombinationstherapie Insulin und Sulfonylharnstoffe. Eine kritische Analyse. Z ärztl Fortbild 84: 1105-1107

[162] Ratzmann KP, Schimke E (1992) Insulinbedarf bei Sekundärversagern einer Sulfonylharnstofftherapie: Eine retrospektive Analyse. Z KlinMed 47:58-63

[163] Ratzmann KP, Schimke E (1995) Inzidenz schwerer Hypoglykämien in Abhängigkeit von der Stoffwechselqualität und dem Patientenwissen. Med Klin 90: 557-561

[164] Ratzmann KP, Thoelke H (1990) Trends in Treatment Among Unselected Geographically Defined Diabetic Population. Diabetes Care 13: 545

[165] Ratzmann KP, Thoelke H (1995) Epidemiologische Befunde zur altersspezifischen Häufigkeit der Insulintherapie des Diabetes mellitus. Diabetes und Stoffwechsel 4: 441-444

[166] Ratzmann KP, Thölke H (1992) Trends in der Verordnungsweise von oralen Antidiabetika.Eine Analyse des Berliner Diabetesregisters über 28 Jahre. Med Klin 87: 8-11

[167] Ratzmann KP, Woitek C (2007) Verordnungsverhalten von Insulinanaloga in diabetologischen Schwerpunktpraxen. Diabetes Stoffwechsel und Herz 4:307-309

[168] Ratzmann KP, Zimmermann E, Hildebrandt R (1992) Alterseinfluss auf die Absorptionskinetik subkutan injizierten Insulins. AktEndokr 13: 103-106

[169] Raz I, Wilson PW, Strojek K, et al. (2009) Effects of prandial versus fasting glycemia on cardiovascular outcomes in type 2 diabetes: the HEART2D trial. Diabetes Care 32: 381-386

[170] Renner R (2000) Der neue Trend bei Typ 2 Diabetes geht zu Kurzzeit-Insulinen. MMW-FortschrMed 142: 445-448

[171] Renner R, Lüddeke HJ, Hepp KD (1994) Analyse von Basalratenprofilen und Bolusabruf bezüglich HbA$_{1c}$ und Hypoglykämierate. Diabetes und Stoffwechsel 3: 178

[172] Riddle MC, Rosenstock J, Gerich J (2003) The treat-to-target trial: randomized addition of glargine or human NPH insulin to oral therapy of type 2 diabetic patients. Diabetes Care 26: 3080-3086

[173] Rinke S, Berger M (1983) Die ersten Jahre der Insulintherapie. Zuckschwerdt,W. Verlag, München; Bern; Wien

[174] Rosak C, Böhm O, Schöffling K (1994) Behandlung mit Insulin. Georg Thieme Verlag, Stuttart, New York,3.Aufl. pp 257-267

[175] Rosenfalck AM, Thorsby P, Kjems L, et al. (2000) Improved postprandial glycaemic control with insulin Aspart in type 2 diabetic patients treated with insulin. Acta Diabetol 37: 41-46

[176] Rosenstock J, Dailey G, Massi-Benedetti M, Fritsche A, Lin Z, Salzman A (2005) Reduced hypoglycemia risk with insulin glargine: a meta-analysis comparing insulin glargine with human NPH insulin in type 2 diabetes. Diabetes Care 28: 950-955

[177] Rosenstock J, Davies M, Home PD, Larsen J, Koenen C, Schernthaner G (2008) A randomised, 52-week, treat-to-target trial comparing insulin detemir with insulin glargine when administered as add-on to glucose-lowering drugs in insulin-naive people with type 2 diabetes. Diabetologia 51: 408-416

[178] Rosenstock J, Fonseca V, McGill JB, et al. (2009) Similar progression of diabetic retinopathy with insulin glargine and neutral protamine Hagedorn (NPH) insulin in patients with type 2 diabetes: a long-term, randomised, open-label study. Diabetologia 52: 1778-1788

[179] Schiel R, Müller R, Osterbring B, Müller UA (2003) Wir brauchen zielgruppengerechte strukturierte Behandlungs- und Schulungsprogramme für hochbetagte Patienten mit Typ-2-Diabetes mellitus. Diabetes und Stoffwechse 12l: 13-18

[180] Schiel R, Muller UA (1999) Intensive or conventional insulin therapy in type 2 diabetic patients? A population-based study on metabolic control and quality of life (The JEVIN-trial). Exp Clin Endocrinol Diabetes 107: 506-511

[181] Schiel R, Sämann A, Kloos C, Müller R, Beltschikow W, Müller UA (2005) Strukturierte Behandlungs- und Schulungsprogramme für Patienten mit Diabetes mellitus. Diabetes und Stoffwechsel 14: 207-216

[182] Schiffrin A, Belmonte M (1982) Multiple daily self-glucose monitoring: its essential role in long-term glucose control in insulin-dependent diabetic patients treated with pump and multiple subcutaneous injections. Diabetes Care 5: 479-484

[183] Schloot NC (2008) Der latent autoimmune Diabetes im Erwachsenenalter (LADA): Eine Sonderform des Diabetes? Der Diabetologe 7: 563-570

[184] Schmidt MI, Hadji-Georgopoulos A, Rendell M, Margolis S, Kowarski A (1981) The dawn phenomenon, an early morning glucose rise: implications for diabetic intraday blood glucose variation. Diabetes Care 4: 579-585

[185] Schnell O, Alawi H, Battelino T, al. e (2009) Consensus Statement on Self-Monitoring of Blood Glucose in Diabetes. Diabetes Stoffwechsel und Herz 4:285-289

[186] Semlitsch B, Fazekas C, Pieber T (2003) Diabetesbehandlung heute: Empowerment,Selbstmanagement und die Art zu kommunizieren. Diabetes und Stoffwechsel 12: 229-232

[187] Seufert J (2009) Blutzuckerselbstkontrolle: Selbstzweck oder das Maß aller Dinge? Deutsches Ärzteblatt 106: 585-586

[188] Siebenhofer A, Plank J, Berghold A, et al. (2004) Meta-analysis of short-acting insulin analogues in adult patients with type 1 diabetes: continuous subcutaneous insulin infusion versus injection therapy. Diabetologia 47: 1895-1905

[189] Siegel E, Schröder F, Kunder J, Dreyer M (2008) Diabetes mellitus XXS pocket 2009. Börn Bruckmeier Verlag, Grünwald

[190] Siegmund T (2009) Aktuelle Aspekte der Insulinpumpentherapie bei Erwachsenen. Der Diabetologe 4: 265-274

[191] Smith U, Gale EA (2009) Does diabetes therapy influence the risk of cancer? Diabetologia 52: 1699-1708

[192] Stenman S, Groop PH, Saloranta C, Totterman KJ, Fyhrqvist F, Groop L (1988) Effects of the combination of insulin and glibenclamide in type 2 (non-insulin-dependent) diabetic patients with secondary failure to oral hypoglycaemic agents. Diabetologia 31: 206-213

[193] Taylor R (2006) Digami too? Diabetologia 49: 1134-1137

[194] Thomas A, Schönauer M, Kolassa R, Hamann O (2007) Welche Rolle spielt das kontinuierliche Glukosemonitoring? Diabetes Stoffwechsel und Herz 6:421-430

[195] Thomas M, Sherwin RS, Murphy J, Kerr D (1997) Importance of cerebral blood flow to the recognition of and physiological responses to hypoglycemia. Diabetes 46: 829-833

[196] The Writing Team for DCCT (2002) Effect of intensive therapy on the microvascular complications of type 1 diabetes mellitus. JAMA 287: 2563-2569

[197] Tschöpe D, Garg S (2009) Viele Faktoren beeinflussen die Blutzuckerselbstkontrolle und die Diabeteseinstellung. Diabetes Stoffwechsel und Herz 6: 513-516

[198] Tschritter O, Fritsche A, Gallwitz B, Häring HU (2005) Langwirkende Insulinanaloga in der Therapie des Diabetes mellitus Typ 1 und Typ 2. Diabetes und Stoffwechsel 14: 375-382

[199] Vague P, Selam JL, Skeie S, et al. (2003) Insulin detemir is associated with more predictable glycemic control and reduced risk of hypoglycemia than NPH insulin in patients with type 1 diabetes on a basal-bolus regimen with premeal insulin aspart. Diabetes Care 26: 590-596

[200] Van den Berghe G (2008) Insulin therapy in the intensive care unit should be targeted to maintain blood glucose between 4.4 mmol/l and 6.1 mmol/l. Diabetologia 51: 911-915

[201] Veneman T, Mitrakou A, Mokan M, Cryer P, Gerich J (1993) Induction of hypoglycemia unawareness by asymptomatic nocturnal hypoglycemia. Diabetes 42: 1233-1237

[202] Vijan S, Hayward RA, Ronis DL, Hofer TP (2005) Brief report: the burden of diabetes therapy: implications for the design of effective patient-centered treatment regimens. J Gen Intern Med 20: 479-482

[203] Vilsboll T, Rosenstock J, Yki-Jarvinen H, et al. Efficacy and safety of sitagliptin when added to insulin therapy in patients with type 2 diabetes. Diabetes Obes Metab 12: 167-177

[204] Waldhäusl W (1986) The physiological basis of insulin treatment - clinical aspects. Diabetologia 29:837-849

[205] Waldhäusl W (1993) Insulinsubstitution bei Insulinmangeldiabetes. Diabetes und Stoffwechsel 2: 33-39

[206] Waldhäusl W, Bratusch-Marrain PR (1987) Factors regulating the disposal of on oral glucose load in normal, diabetic and obese subjects. Diabet Med Rev 3: 79-109

[207] Weissberg-Benchell J, Antisdel-Lomaglio J, Seshadri R (2003) Insulin pump therapy: a meta-analysis. Diabetes Care 26: 1079-1087

[208] Weng J, Li Y, Xu W, et al. (2008) Effect of intensive insulin therapy on beta-cell function and glycaemic control in patients with newly diagnosed type 2 diabetes: a multicentre randomised parallel-group trial. Lancet 371: 1753-1760

[209] Whitmer RA, Karter AJ, Yaffe K, Quesenberry CP, Jr., Selby JV (2009) Hypoglycemic episodes and risk of dementia in older patients with type 2 diabetes mellitus. JAMA 301: 1565-1572

[210] Willms B (1990) Intensivierte Insulintherapie. Springer Verlag, Berlin, Heidelberg, New York,pp 51-68

[211] Worms F, Bruns W (2008) C-Peptide, intaktes Proinsulin und Fastentests bei insulinbehandelten Typ-2-Diabetikern. Diabetes Stoffwechsel und Herz 2: 85-93

[212] Wyatt JW, Frias JL, Hoyme HE, et al. (2005) Congenital anomaly rate in offspring of mothers with diabetes treated with insulin lispro during pregnancy. Diabet Med 22: 803-807

[213] Yki-Jarvinen H (2001) Combination therapies with insulin in type 2 diabetes. Diabetes Care 24: 758-767

[214] Yki-Jarvinen H, Kauppinen-Makelin R, Tiikkainen M, et al. (2006) Insulin glargine or NPH combined with metformin in type 2 diabetes: the LANMET study. Diabetologia 49: 442-451

[215] Yki-Jarvinen H, Ryysy L, Nikkila K, Tulokas T, Vanamo R, Heikkila M (1999) Comparison of bedtime insulin regimens in patients with type 2 diabetes mellitus. A randomized, controlled trial. Ann Intern Med 130: 389-396

[216] Zeyfang A (2008) Diabetes und Geriatrie - es wird immer wichtiger. In: Deutscher Gesundheitsbericht Diabetes 2008. Deutsche Diabetes-Union (DDU), Mainz, pp 132-137

Index

Klinische Lehrbuchreihe

... Kompetenz und Didaktik!

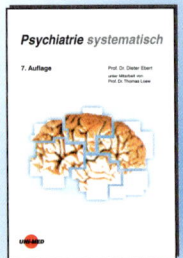

Psychiatrie *systematisch*

7. Auflage

Prof. Dr. Dieter Ebert

unter Mitarbeit von
Dr. Christoph Meier
Dr. Ulrich Goepita

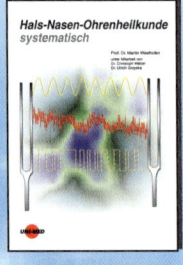

Hals-Nasen-Ohrenheilkunde *systematisch*

Prof. Dr. Martin Westhofen

unter Mitarbeit von
Dr. Christoph Weber
Dr. Ulrich Sopalla

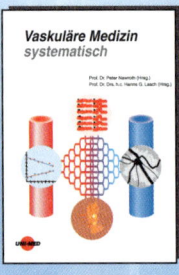

Vaskuläre Medizin *systematisch*

Prof. Dr. Peter Neurohr (Hrsg.)
Prof. Dr. h.c. Harms G. Leach (Hrsg.)

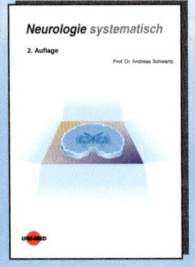

Neurologie *systematisch*

2. Auflage

Prof. Dr. Andreas Schwartz

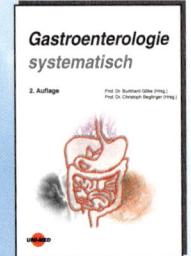

Gastroenterologie *systematisch*

2. Auflage

Prof. Dr. Burkhard Göke (Hrsg.)
Prof. Dr. Christoph Beglinger (Hrsg.)

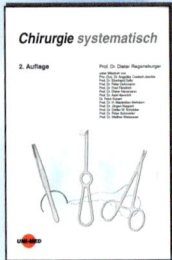

Chirurgie *systematisch*

2. Auflage

Prof. Dr. Dieter Regensburger

unter Mitarbeit von

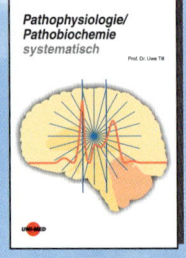

Pathophysiologie/ Pathobiochemie *systematisch*

Prof. Dr. Uwe Till

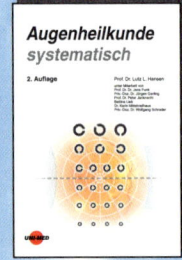

Augenheilkunde *systematisch*

2. Auflage

Prof. Dr. Lutz L. Hansen

unter Mitarbeit von

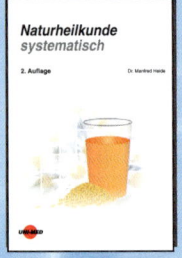

Naturheilkunde *systematisch*

2. Auflage

Dr. Manfred Heide

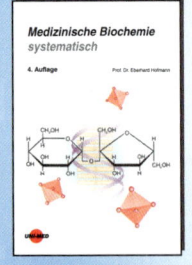

Medizinische Biochemie *systematisch*

4. Auflage

Prof. Dr. Eberhard Hofmann

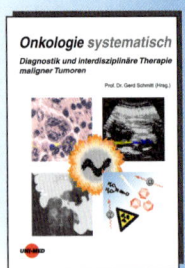

Onkologie *systematisch*

Diagnostik und interdisziplinäre Therapie maligner Tumoren

Prof. Dr. Gerd Schmidt

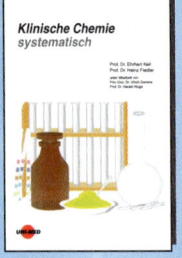

Klinische Chemie *systematisch*

Prof. Dr. Ehrhart Keil
Prof. Dr. Heinz Fiedler

unter Mitarbeit von

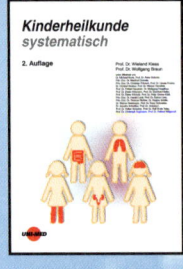

Kinderheilkunde *systematisch*

2. Auflage

Prof. Dr. Wieland Kiess
Prof. Dr. Wolfgang Braun

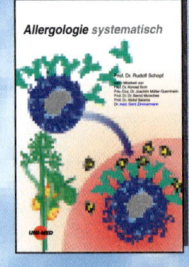

Allergologie *systematisch*

Prof. Dr. Rudolf Schopf

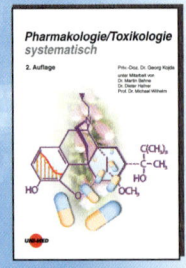

Pharmakologie/Toxikologie *systematisch*

2. Auflage

Priv.-Doz. Dr. Georg Kojda
Dr. Martin Behne
Dr. Dieter Hafner
Prof. Dr. Michael Wilhelm

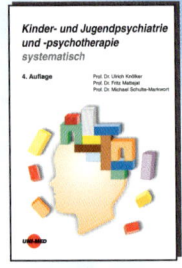

Kinder- und Jugendpsychiatrie und -psychotherapie *systematisch*

4. Auflage

Prof. Dr. Ulrich Knölker
Prof. Dr. Fritz Mattejat
Prof. Dr. Michael Schulte-Markwort

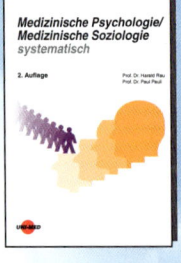

Medizinische Psychologie/ Medizinische Soziologie *systematisch*

2. Auflage

Prof. Dr. Harald Rau
Prof. Dr. Paul Pauli

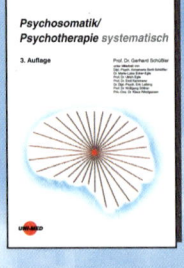

Psychosomatik/ Psychotherapie *systematisch*

3. Auflage

Prof. Dr. Gerhard Schüßler

unter Mitarbeit von

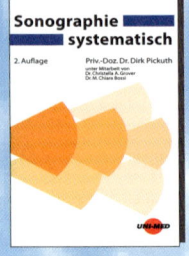

Sonographie *systematisch*

2. Auflage

Priv.-Doz. Dr. Dirk Pickuth

unter Mitarbeit von
Dr. M. Chiara Bocsi

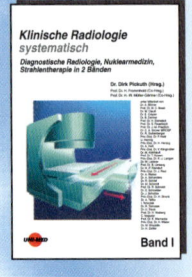

Klinische Radiologie *systematisch*

Diagnostische Radiologie, Nuklearmedizin, Strahlentherapie in 2 Bänden

Dr. Dirk Pickuth (Hrsg.)

Band I

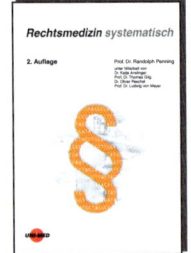

Rechtsmedizin *systematisch*

2. Auflage

Prof. Dr. Randolph Penning

unter Mitarbeit von

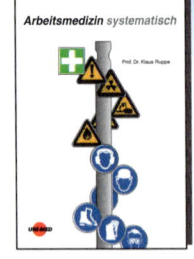

Arbeitsmedizin *systematisch*

Prof. Klaus Ruppe

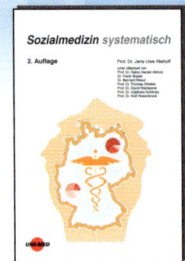

Sozialmedizin *systematisch*

2. Auflage

Prof. Dr. Jens Uwe Niehoff

unter Mitarbeit von

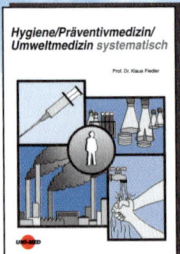

Hygiene/Präventivmedizin/ Umweltmedizin *systematisch*

Prof. Dr. Klaus Fiedler

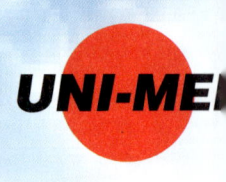

UNI-MED

Diagnostik → Therapie → Forschung
UNI-MED *SCIENCE* -
Topaktuelle Spezialthemen!

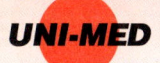
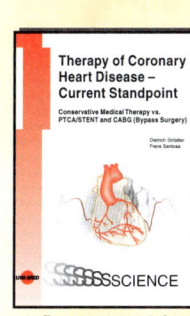

Therapy of Coronary Heart Disease – Current Standpoint

1. Auflage 2010, 320 Seiten, ISBN 978-3-8374-1231-4

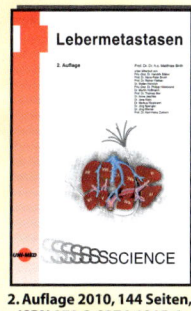

Lebermetastasen

2. Auflage 2010, 144 Seiten, ISBN 978-3-8374-1215-4

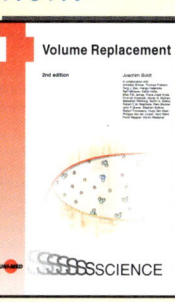

Volume Replacement

2. Auflage 2010, 176 Seiten, ISBN 978-3-8374-1166-9

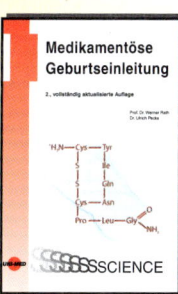

Medikamentöse Geburtseinleitung

1. Auflage 2010, 128 Seiten, ISBN 978-3-8374-1064-8

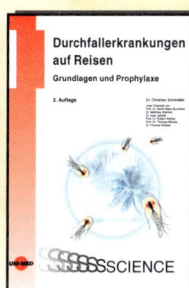

Durchfallerkrankungen auf Reisen

2. Auflage 2010, 72 Seiten, ISBN 978-3-8374-1189-8

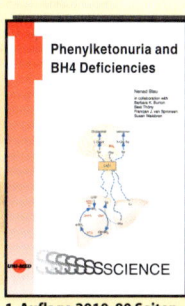

Phenylketonuria and BH4 Deficiencies

1. Auflage 2010, 80 Seiten, ISBN 978-3-8374-1238-3

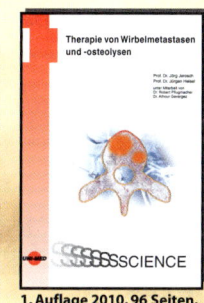

Therapie von Wirbelmetastasen und -osteolysen

1. Auflage 2010, 96 Seiten, ISBN 978-3-8374-1046-4

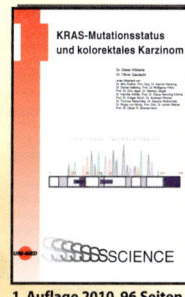

KRAS-Mutationsstatus und kolorektales Karzinom

1. Auflage 2010, 96 Seiten, ISBN 978-3-8374-1225-3

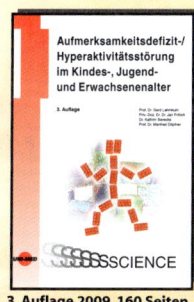

Aufmerksamkeitsdefizit-/Hyperaktivitätsstörung im Kindes-, Jugend- und Erwachsenenalter

3. Auflage 2009, 160 Seiten, ISBN 978-3-8374-1119-5

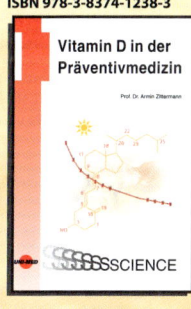

Vitamin D in der Präventivmedizin

1. Auflage 2010, 96 Seiten, ISBN 978-3-89599-282-7

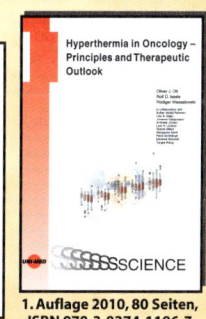

Hyperthermia in Oncology – Principles and Therapeutic Outlook

1. Auflage 2010, 80 Seiten, ISBN 978-3-8374-1186-7

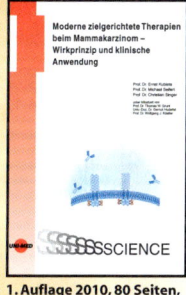

Moderne zielgerichtete Therapien beim Mammakarzinom – Wirkprinzip und klinische Anwendung

1. Auflage 2010, 80 Seiten, ISBN 978-3-8374-1148-5

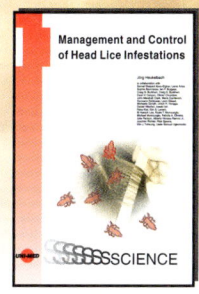

Management and Control of Head Lice Infestations

1. Auflage 2010, 144 Seiten, ISBN 978-3-8374-1203-1

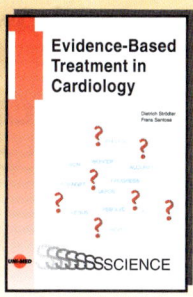

Evidence-Based Treatment in Cardiology

1. Auflage 2009, 360 Seiten, ISBN 978-3-8374-1173-7

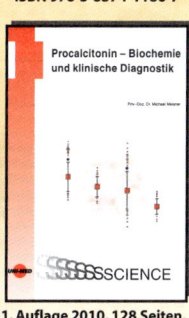

Procalcitonin – Biochemie und klinische Diagnostik

1. Auflage 2010, 128 Seiten, ISBN 978-3-8374-1198-0

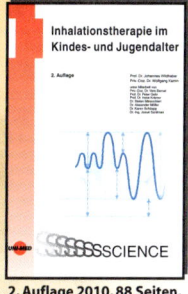

Inhalationstherapie im Kindes- und Jugendalter

2. Auflage 2010, 88 Seiten, ISBN 978-3-8374-1210-9

...und ständig aktuelle Neuerscheinungen!

Aktuelle Neuerscheinungen über die gesamte klinische Medizin...

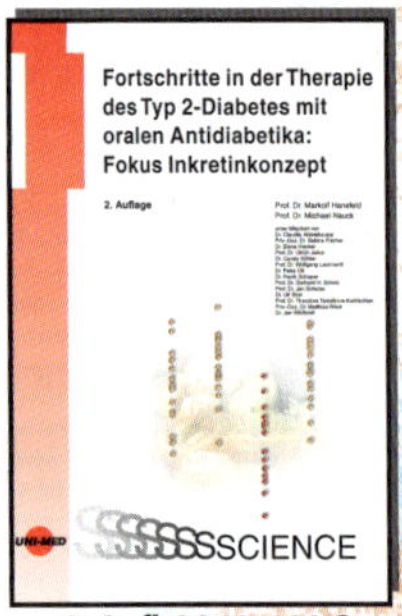

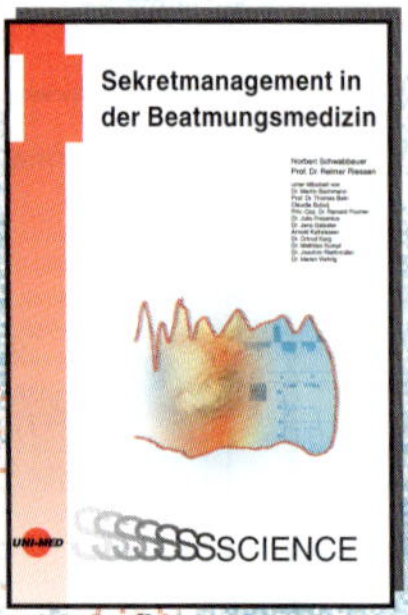

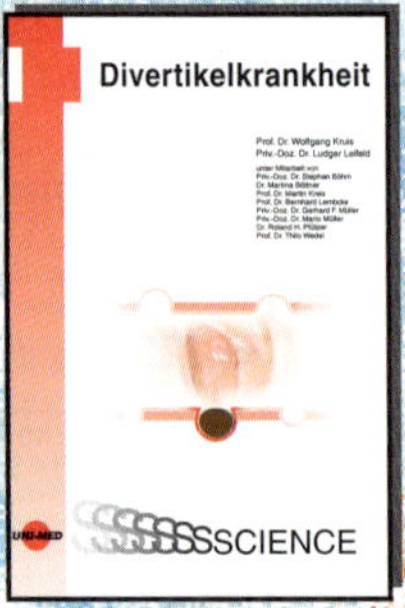

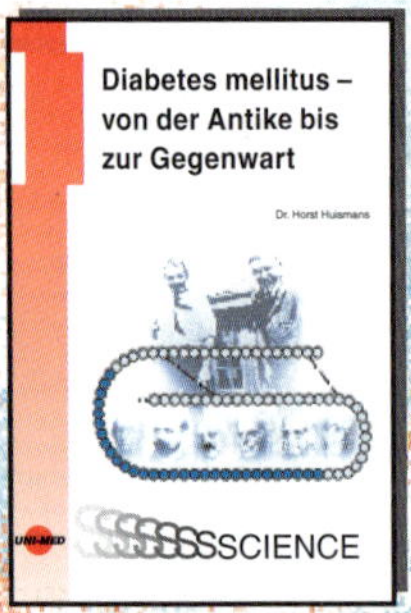

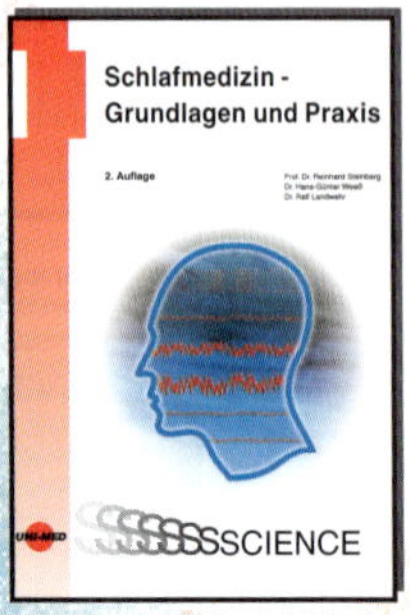

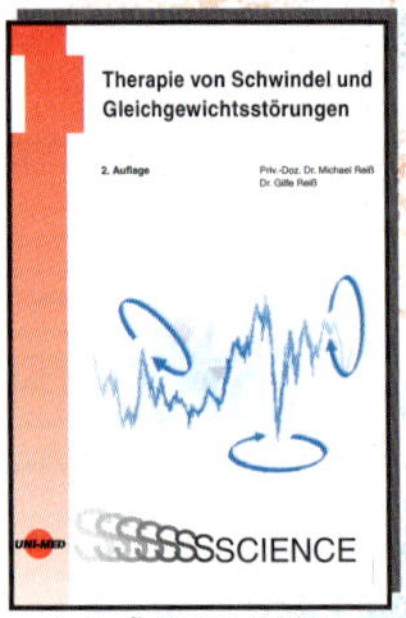

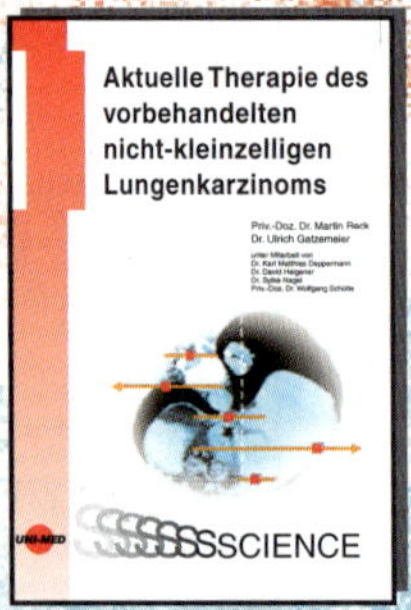

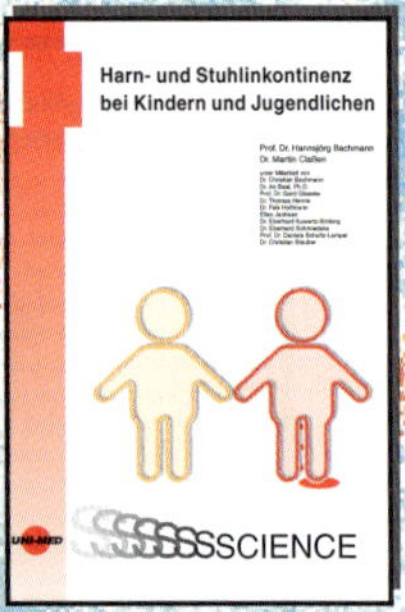

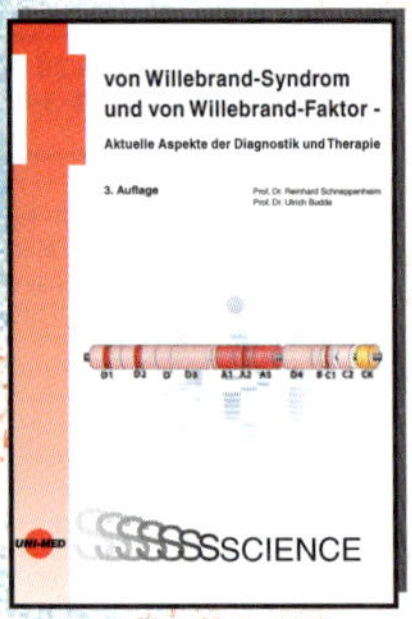

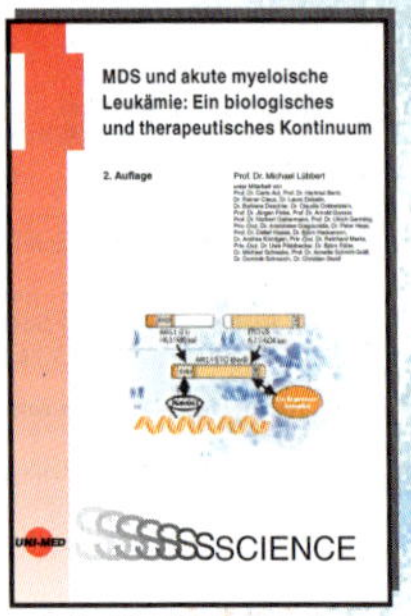

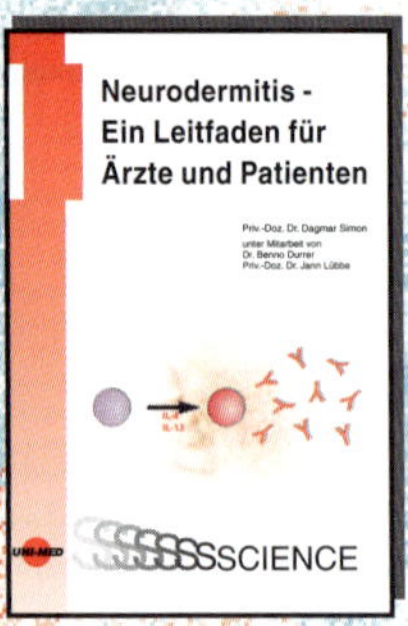

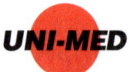